倍速老化

飯沼一茂
医学博士

サンマーク出版

はじめに

なぜ急激に衰え老化し、病《やまい》や痛みを抱えてしまう人と、そうでない人がいるのでしょうか。

しっかり睡眠時間を確保したのに疲れが取れない。体があちこち痛む。これまでになかった病気や不調に悩まされている。ふと鏡を見たら驚くほど老け込んだ自分がいた……。どれか一つでも心当たりのある方は、体の内側で激しく、急速に老化が進行しているリスクが高いということを、覚悟してください。

突然このようなことを申し上げたのには、理由があります。

それは、若くして倍速で老化したかのごとく体が衰えた方、あるいは働き盛りで急に亡くなった方が、私のまわりに増え始めたからです。40代で元気いっぱいの編集者が登山に行って山頂で急に倒れたり、50代でがんが発見された経営者が、あっという間に亡くなったり……。彼らはとても元気そうでしたが、それに反してあまりに病状がひどかったため、体の中では急速に老化していたことが考えられます。

こうした経験を重ねるうちに、現代人の体を静かに蝕《むしば》む現象に強い危機感を抱くようになり、より多くの方々に、私が長年追い続けてきた人体すべてにかかわる研究の最新情報を知ってほしい、と強く願うようになりました。

医学博士とはいえ医師でもない私がこう考えるようになったのは、どんなに高明な医師や研究者であろうと決して万能な存在ではない、と半世紀ほど前に知ったのが、おそらく最初の契機です。

新卒で入社した放射性医薬品を研究・開発する製薬会社で、私は高精度なホルモン測定の研究・開発をしており、そこは国内でも特に優秀な医師や研究者が測定を依頼しに来るような研究室でした。なぜならホルモンは当時あらゆる病気に関わるものとみなされていたため、多くの研究で測定が欠かせなかったからです。

こうした背景から、私は多くの医師や研究者と話をするようになります。そのときにわかったのは、彼らはがんや感染症など、ご自身の専門分野については当然ながら非常に優れた見識をお持ちである一方で、専門外のことは十分な情報をお持ちではないということでした。私は**さまざまな分野における世界でもトップレベルの研究に触れるなか、同じ医学でも、ある分野では常識のことが別の分野ではまったく知られていないことに、とても驚きます。**

そして「この病気における知見をあの症状に応用すればいいのに」と考えて分野を横断するアイデアを提案し、そのいくつかで微力ながら研究成果に貢献しました。

二十歳《はたち》そこそこの若造が、よくノーベル賞を狙うような教授にまで物申したなど思いますが、このときに権威や常識を疑い一歩引いた目線で考えることが、新たな何かを見出すうえでいかに大切かを知ります。そして、それが人の命を守ることにもつながったのです。

たとえば、当時は輸血でC型肝炎ウイルスに感染した方が、のちに肝臓がんを発症し毎年3万～4万人も亡くなっていました。その因果関係を見抜いた私は、開発していたC型肝炎の血液検査の導入を国にかけあいます。しかし国も血液センターも測定にはかなり消極的で、導入が進みません。

私は「この検査を導入すれば輸血後感染はほぼゼロになる」と新聞記者発表まで行うも「そんなのは言いすぎだ」などの批判があらゆる方面から集中。

それでも諦めず普及活動に努め、**導入が進むと輸血後の肝炎患者は本当にほぼゼロになり、それに伴いC型肝炎から肝臓がんを発症して亡くなる方も3万～4万人減少しました。**

またB型肝炎ウイルスに感染した方ががんを患い、抗がん剤治療を受けると、B型肝炎ウイルスが再燃し劇症肝炎で急に亡くなってしまうというケースも多発していましたが、そのしくみにいち早く気づいた私は懸命に検査の重要性を訴え続けたところ、国の免疫抑制・化学療法により発症するB型肝炎対策ガイドラインに明記されるに至りました。

こうした経験があるからこそ私は、患者さんの命と日々向き合う医師をリスペクトしつつも、彼らとは異なる視点から、現代人の体に起きている危険について今日《こんにち》まで、否定や批判をおそれることなく伝え続けられたのです。

見た目の老化と体内の老化は比例しない？

体内で急速に進む老化は、見た目に現れないこともあります。

そもそも外見だけなら、ある程度は最新のスキンケアやメイクなどで取り繕えるようになったからです。しかし体の内側で加速している老化は、残念ながらそうしたケアで抑えることはできません。先ほど申し上げた体内で急速な老化が起きた方々は、健康な方からしたら信じがたい速度で血管や臓器が衰えていたからです。
この2倍速で体の老化を進めてしまうような「倍速老化」とでも呼ぶべき現象は、なぜ起こるのでしょうか。

その秘密は、免疫にあります。

「どうして免疫？」と思われた方も多いかもしれません。
製薬会社で私が行っていたホルモンの測定は「抗原」や「抗体」を扱うものでした。抗原とはウイルスなどの「外敵」、抗体はそれを倒すために免疫細胞がつくる「外敵を倒す武器」を意味します。そして免疫細胞は、がん細胞やウイルスなどに感染した細胞だけでなく、老化した細胞などを破壊する役割も担うものでもある。つまり**病気の原因となるものを叩く武器を体内でつくるという、なんとも便利で神秘的な人体の機能について40年以上研究していま**

した。そう、これこそが免疫なのです。

製薬会社に勤めていたころは、放射性物質と抗体を使用したホルモン測定でノーベル生理学・医学賞を受賞した方々とともに研究する機会に恵まれ、退職後も国内外のさまざまな研究所で免疫の研究を続けています。

現在は、こうした経験から得られた最新の知見を広めることに従事していますから、私はじつに半世紀以上にわたり、免疫にどっぷり浸かる人生を過ごしてきたわけです。

そのあいだに薬で治る病気の種類は飛躍的に増え、一度の流行で数十万もの命を奪ってきた感染症をいくつも克服してきました。ですが残念ながら、薬では治せない病気に苦しむ方は増加の一途をたどっています。

世界中で糖尿病患者向けの血糖値を下げる薬やインスリンを分泌させる薬、

あるいは非常に高価な認知症の薬などが開発されていますが、ほとんどは対症療法的なものです。根本的な治療に至っているような兆候は見られません。

アメリカの医師の３人に１人が「対症療法的な西洋医学的治療だけを自分の家族に施したいとは思わない。別の選択肢を積極的に考える」と答えたという結果が出た調査があることからも、従来型の治療では現代人の抱える病に対応しきれなくなったのは明らかでしょう。こうした、薬では治らない病気の根底にあり、静かに現代人の体を蝕み続けている「倍速老化」は最たるものです。

現状を打破する鍵を握るのは何なのか。世界中で研究が進んでいますが、私は、すべては免疫に生じた異常事態にあるという確信に至りました。

本書で、その事実を明らかにしていきます。

contents

Chapter 2

倍速老化はこうして起こる

c o n t e n t s

Chapter

3

倍速老化をいますぐ止めるために

contents

Chapter 4 医師でないからこそ語れる医学の課題

contents

Chapter 5

倍速老化を巻き戻す最新医学

装　丁　阿部早紀子
本文デザイン　野口佳大
執筆・構成　山本佳津江
ＤＴＰ　髙本和希（有限会社天龍社）
校　正　株式会社ぷれす
編　集　小元慎吾（サンマーク出版）

Introduction

体内で静かに進行する倍速老化とは

そもそも老化とはいったい何なのか

人体の老化は20歳を過ぎたころから始まります。多くの生物と同じように、生殖に適した時期をピークに衰えが始まるからです。では、その体内では、どんなことが起きているのでしょうか。

まず、一つひとつの細胞の遺伝子が損傷したり突然変異したりする数が増えます。すると細胞内のエネルギー工場であるミトコンドリアのはたらきが弱ってしまう。さらに、体に不要なタンパク質が蓄積するなどして、活動のペースが少しずつ遅くなる「細胞の老化」が生じます。それらが積み重なって内臓や皮膚などといった組織の機能も落ち、完全な活動停止（死）に向かうという流れです。

言葉にすると、人生がいかにかぎられた時間しかないか意識せざるをえなくなりますが、その進行は、ごくわずかゆえ通常は気づきません。ただし老化が始まり5年、10年と過ぎると、筋力や体力、神経伝導速度、肺活量の低下などを実感しがちに。疲れやすくなったり肌の衰えが見られたり、あるいはケガが治りにくくなったりもします。

この老化の速度を決めるのは、生まれつきの個体差と体内環境です。基本的に前者は変えられないため、後者をコントロールしようとするのが、いわゆる老化対策と呼ばれるもの。糖化や酸化といったキーワードをご存じの方も多いと思います。

さらに近年は、老化対策としての「テロメア」や「サーチュイン遺伝子」も広く知られるようになりました。どちらも不老長寿の研究で明らかになった事実です。

まずテロメアは、細胞分裂が安全に行われるよう染色体を保護する役割を持つもので、細胞内の染色体の端にあります。テロメアは細胞分裂のたびに短くなり、限界に達すると、その細胞は分裂できなくなるという、いわば時限装置のような役割が。テロメアから計算すると理論上、人間は120歳くらいまで生きられるとも言われており、この時限装置の発動を防ぐためにテロメアを延長する研究も進められています。ただし、テロメアは異常を起こす細胞を排除するために設定された人体のしくみですから、これを延ばすとリスクがあるのでは、と私自身は考えています。

サーチュイン遺伝子は、食事から摂るエネルギー量を抑えることで発動し、老化スピードを抑えてくれると言われるものです。アカゲザルで、エネルギー摂取量100%の個体と70%に抑えた個体を比較した実験では、明らかに後者の見た目は若々しいという結果に至り、これは人体でも同様のことが起きると考えられます。

テロメアもサーチュイン遺伝子も「食事や運動といった生活習慣を見直し体内の環境を整えれば老化は遅らせられる」というのが、そのおもな主張です。こうした老化の研究は世界中でさかんに行われており、提出される研究論文の数は増加の一途をたどっています。この十数年、GoogleやAmazonなどが老化制御というカテゴリに数兆円規模の投資を行ってきたことも大きいでしょう。

こうした確度の高い老化対策があることが知られるようになっても生物の老化は自然の摂理ですし、生まれながらの個体差はコントロールできません。また、いくら老化対策が周知されたとしても、その危機を自ら実感し、どうなってしまうかが明瞭にイメージできないかぎり、あるいはイメージできても対策を実践しないかぎり、肥満から始まる糖尿病などの生活習慣病が世界から減ることはないでしょう。

お話ししてきたような自然な老化でも、疲れやすさ、体の痛みやコリなどを抱えますし、シミやシワといった老化に伴う現象は少しずつ積み重なります。さらに血圧や血糖値の異常などから糖尿病やがん、心疾患などに至るケースもある。ただ、40代に入ったあたりから、こうした症状が崖を転がり落ちるかの勢いで進行してしまうケースが近年、増加しているのです。

その最大の要因が、冒頭でお伝えした「免疫」です。

免疫については、この30年ほどで体温や腸の機能との関係が幾度となくクローズアップされ、新型コロナウイルス感染症の拡大で大いに認知度を高めました。「ヨーグルトで免疫力アップ」という宣伝を目にしない日はないですし、免疫のサプリメントも多種多様なものが開発されています。

その過程で、**免疫が外敵を攻撃し「体を守るもの」というのは誰も**

が知るところになりましたが、これは免疫のはたらきの一側面でしかありません。これだけでは免疫が担う、すばらしい役割の半分も言い表せていない、と私は考えています。

免疫が担う体の若返りシステムとは

じつは免疫には、とても大事な仕事があります。それは体内で起こる「若返りシステム」とでも呼ぶべきものを円滑にまわすこと。私たちの体は、じつに高度なサイクルで成り立っています。

❶古くなった細胞を破壊する
❷その破片を片づけ、新しい細胞の材料にする
❸空いた場所に新しい細胞をつくる

いわゆる新陳代謝ですが、この❶〜❸のサイクルがまわり続けることで私たちの体は簡単には古びず、たとえ20歳から老化が始まっていても気がつかないのです。

この一連の流れは家の建て替えに近いイメージです。古い家屋を壊していって廃材をきれいに運び出し、使えるものと使えないものに選別する。使えるものはリサイクルへとまわす。その後、必要な建材を運び込んで新しい家を建てる、つまり新しい細胞をつくりあげるというわけです。

このように免疫が古い細胞の破壊と新しい細胞づくりを繰り返しているからこそ、人体は日々、古くなって衰えた部分を少しずつ若返らせ、年齢相応の見た目を保つことができるのです。

疲れきった免疫細胞たちは暴走する

ところが40歳を過ぎたあたりから、このシステムはうまくまわらなくなっていきます。免疫細胞自体もだんだん衰え、外敵が来ても若いころのように切れ味よく攻撃できない。弱々しい力しかないので延々と攻撃するも、きちんと破壊できない。それなのに体内には攻撃すべき対象が増えるから、ずっと働きっぱなし。

なぜ増えるかと言えば、古びた細胞が増えていくだけでなく、太りすぎた脂肪細胞やそれらの細胞が出すもの、さらには日々生まれるがん細胞までが、彼らが処理しなければならない対象だからです。

困るのは、**のべつ幕なしに攻撃を続けているうちに、正常な細胞まで傷つけるエラーも頻発すること**です。傷ついた細胞も古びた細胞同様、免疫細胞にとって処理しなければならない対象ですから、自分で自分の仕事を増やしてしまうことに。そしてのちほど詳述しますが、じつはもう一つ、40代以降の体に起きるこうした事態をさらに悪化させる、ある免疫細胞の減少があるのです。

かくして、オーバーワークに陥った免疫細胞が見境なくさまざまなものを攻撃し続ける惨劇が、体内で展開されます。これを医学的には「慢性炎症」と呼びますが、本書ではよりイメージしやすいように「免疫暴走」と呼んでいくことにします。

免疫の暴走で「倍速老化」が始まる

「免疫暴走」状態になると免疫細胞たちはその対応に追われ、体は老化速度を遅らせていた若返りシステムをうまくまわせなくなり、驚くべきスピードで老化が進んでいきます。

これが、倍速老化です。

免疫細胞がオーバーワークになっているということは、ウイルスや細菌などの外敵にも侵入されやすいため風邪をひきやすくなりますし、壊れた細胞もなかなか処理されないためケガは治りにくくなる。新陳代謝が滞るので、肌もどんよりする。こうした老化現象が加速してしまいます。

倍速老化の兆候がどこに現れるかには個人差がありますが、たとえ見た目の老化が進んでいなかった方でも、体の内側が急激に老化していれば外見も老けていくのは時間の問題でしょう。

近年わかってきたのは、**動脈硬化や糖尿病、がんといった世界中の多くの人々を苦しめている病気も、その裏にはほぼ確実に免疫暴走がある、ということです。しかも免疫暴走は脳にまで及び、うつやアルツハイマー型認知症などを引き起こすことも判明しています。**

40代からはさまざまな局面で責任が増し、自分のためだけに使っていた時間が仕事や子育て、介護などに次々と切り取られがちです。そうすると精神的ストレスは溜まり、体にも負担がかかります。しかし先にもお話ししたとおり、この時期こそ、まさに免疫システムが崩れ始め、倍速老化が静かに始まっていく最も注意が必要な時期なのです。

ゆるやかで自然な老化だけにとどめられるか、崖から転落するかのように倍速で老化を進めてしまうか――この年代からが大きな分かれ道になると言っていいでしょう。

40歳から60歳の最も注意が必要な時期――魔の20年――をなんとか切り抜けて定年の時期にでもなれば、多くの方は時間に余裕ができます。そうすれば健康増進や若返りのための対策もいろいろ実践できるはずですが、そのスタートは遅くなるほど大変です。体が衰え気持ちも上がりにくくなるなか生活習慣を大きく変えるのには、困難がつきまといます。

もちろん、いつからでも免疫暴走を食い止め、倍速で進む老化にブレーキをかけることは可能です。ただ対策は早いに越したことはありません。そのためにも、まずは体内でどんなことが起きているかを、しっかりと知っておいていただきたいのです。

序章　まとめ

Introduction summary

老化は細胞内の
トラブルから始まる
免疫細胞が疲れきると
暴走し始める
免疫暴走は
あらゆる病のもとだった

Chapter 1

免疫の攻撃役と制御役に生かされる人体

9割の人が知らない老化と免疫の深すぎる関係

冒頭でもお伝えしたとおり、疲労や衰えを急に感じるようになったり、病や不調、痛みが急に増えたり悪化したりした方の体では、「倍速老化」が起きているおそれがあります。これは一般的な老化とは一線を画し、体内の環境が悪化したことで生じる「免疫暴走」から起きる現象です。そのお話をするために、まずは少しだけ免疫の知られざる一面について、ご説明させてください。

「免疫力を上げる」「免疫力を高める」――。

どちらもよく使われる言葉ですが、これらは誤解を招く表現でもあります。「免疫力を上げる」と聞くと、多くの方はウイルスや細菌などを攻撃する力の強化をイメージされるのではないでしょうか。しかし、実際は違うのです。

このような誤解が広まった背景としては、免疫があまりに多種多様な体の機能に関わるだけでなく、最新の知見がつねに出続けている分野なので、医師ですら追いかけるのが難しいことが大きいように思います。一つ説明し始めると、そこから派生する内容がいくつもあるため説明する側も端折りがちですし、聞く側も手短にまとめたがる。それをメディアがさらに単純化して取り上げることが、免疫の理解を限定的にしているのでしょう。

よく受けるテレビや雑誌の取材では、10月には「インフルエンザが流行する時期なので免疫力を上げておかないといけないですよね」と聞かれ、2月になると「免疫が過剰に反応すると花粉症になっちゃうんですよね。免疫力を下げる必要がありますか」などと聞かれます。そのような質問を受けるたびに「10月と2月に分けて取材するのは間違っていますよ、まず免疫のしくみを理解してください」などとお伝えするのですが、すでについている免疫のイメージというものがあるのか、なかなか根本的な内容にまでは、たどり着けません。免疫が持つ機能の大事な部分は、まだまだ広まっていないと痛感するばかりです。

おそらく多くの人にとっての免疫は、こうして「外敵を攻撃する力」としか認識されなくなっていったのでしょう。たしかにウイルスなどが体内で猛威を振るうときに、それらを攻撃する力を上げることは大事です。しかし「倍速老化」状態の体においてもっと大事なのは、免疫を「制御」する力なのです。

免疫は「攻撃役」と「制御役」で成り立っている

免疫には、外敵などを破壊する「攻撃役」のほかに、その破壊活動を適正範囲に収めてくれる「制御役」がいます。

私たちの体で免疫というシステムを支えているのは、おもに血液中の「白血球」です。ひと口に白血球と言ってもたくさん種類がありますが、役割から考えるとシンプルに「攻撃役」と「制御役」の2つに分けられます。

じつは免疫の大事な仕事である細菌やウイルスなどの攻撃すら、攻撃役だけでは成

免疫の攻撃役と制御役

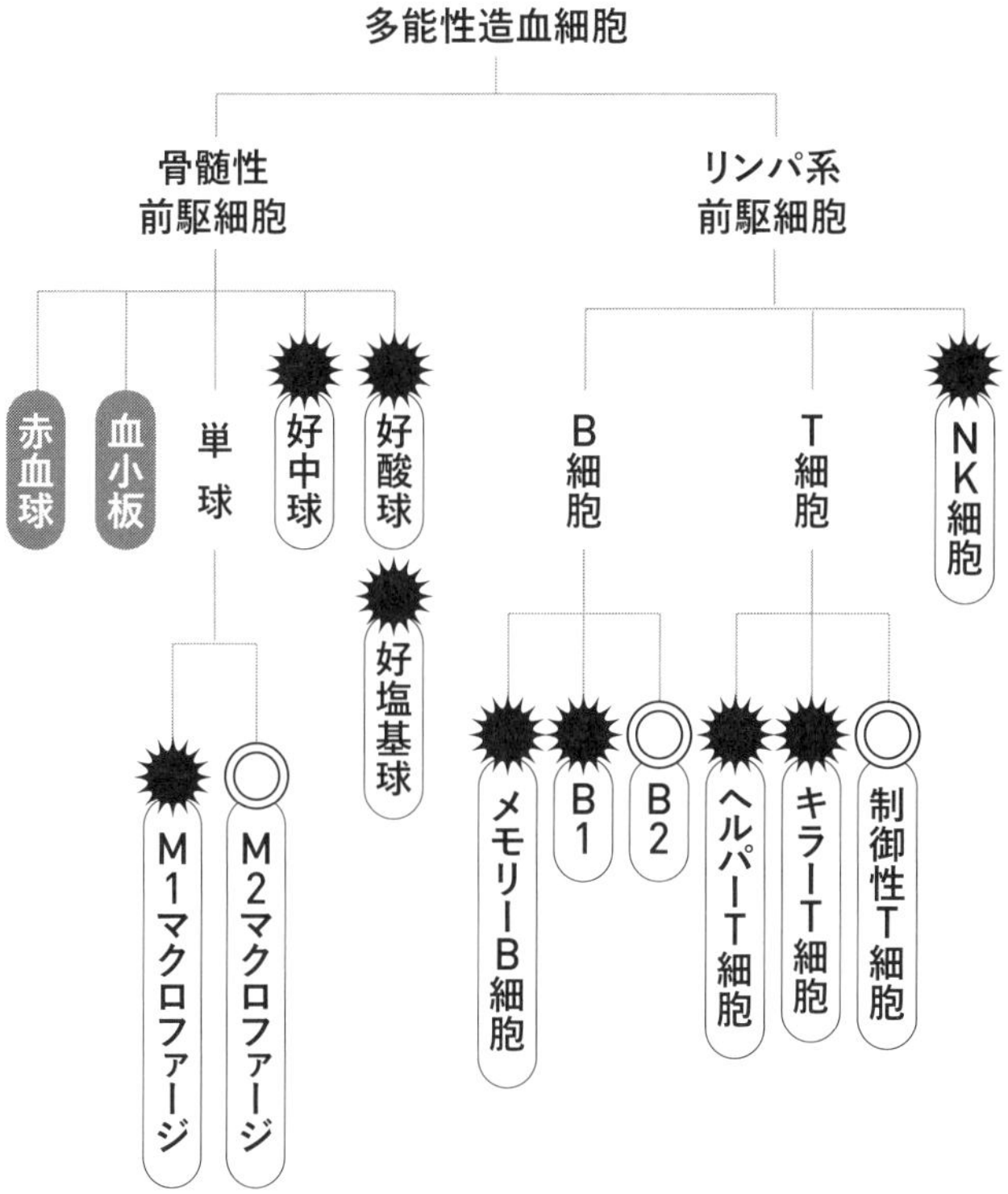

赤血球と血小板以外の丸囲みされているものは白血球。白血球は攻撃役と制御役に分かれる

り立ちません。なぜなら攻撃役は、外敵を破壊し終えても攻撃をやめられないからです。彼らは、免疫の制御役が現れ「攻撃やめ！」と言ってくれないと止まらない武闘派、こう理解してくださって構いません。

ケガをして治るまでにも活躍する2つの免疫

この現象を、すり傷ができたときのことを例にお話ししましょう。皮膚に傷がつくと出血し、場合によっては、そこが赤くなって腫れたり熱を持ったりして痛みますが、いずれきれいに治ります。どこが傷だったのかわからなくなるのを見て、人体の不思議を感じた方もいらっしゃるでしょう。

すり傷の場合、傷口から細菌などの外敵が入ることもあるため、免疫はすぐに反応して攻撃役が傷口近くに集まります。そして外敵だけではなく、創傷の際に壊れた細胞をガツガツと破壊し始めるように。このとき攻撃役は破壊をスピーディーに終えるために頭数を揃えるべく、攻撃しながら仲間を呼び寄せるサイン（低分子のタンパク質）も出すのですが、これは「ヤバいのがいるぞ！」という警報のようなものです。医学的には「炎症性サイトカイン」と呼ばれ、このサインが私たちに「痛み」を感じさせます。

このように体内で何かしらのトラブルが起き、免疫がそれに対応している状態が「炎症」と呼ばれる状態です。炎症とは読んで字のごとく、体の中で局所的に火がついている、火事が起こっているようなイメージですね。

こうして外敵を倒した攻撃役は、ときには外敵と一緒に死んでしまうこともありますが、外敵を倒し終えると、今度は制御役が現れ「攻撃やめ！」というサインを出します。これは医学的には「抗炎症性サイトカイン」と呼ばれ、文字どおり炎症に抗うサインということです。

その後、制御役は死んだ外敵や免疫細胞、傷ついた細胞などをまとめて掃除します。それらを体外に排出させるためにあるのが「膿《うみ》」で、血液中に運び込んで分解、浄化することも。

血液は、酸素など細胞に必要なものを運ぶと同時に、体内の浄化にも使われます。そう考えると上下水道のようですね。

――攻撃役がまず攻撃をし、制御役が出てきてストップをかける――

このように面倒な段取りになっている理由は、免疫が、つねに体に入ってきた刺激に反応する必要があるからです。そして攻撃は、外敵を体内に広げないようスピードが重視されるので、少々手荒になってしまうこともある。そのため、攻撃役のやりすぎに制御役がブレーキをかける、という形なのでしょう。

ほかに、何らかの疾患を抱えた場合にも痛みが生じることがあります。つまり痛みがあるなら炎症が起きているということ。これが人体のすばらしいところで、「トラブルが起きている！」と意識レベルにまで警告してくれているわけです。

疾患とまではいかなくても、肩や背中にコリなどがあると、だるさや痛みを生じることがあります。これも、血流が滞って栄養分が届きにくいことで生じる「何とかしてくれ！」という体からのサインです。

この2つの免疫細胞は、血流に乗って体内のあらゆるトラブルに対応してくれています。よく**「体温が上がると免疫力が上がる」と言われるのは、体温が上がると血行がよくなって血流に乗った免疫細胞たちが全身をくまなく巡り、すぐにトラブルを見つけたり対処したりできるようになるからです。**これはリンパ球の増加などで確認できます。

倍速老化を止める救世主「制御性T細胞」とは

攻撃役を止め掃除をするのが制御役、と申し上げたので「何だか地味」と思われたかもしれません。医学の世界でも長年あまり重視されてこなかった免疫の制御役ですが、じつは、この制御というのは非常に大事な役割だということが近年、知られ始めています。

制御がうまくいかなくなることで発症するのが自己免疫疾患で、歌手の八代亜紀さんの膠原病や安倍元総理の潰瘍性大腸炎などが話題になりました。日本でも患者数が増加し続けているため、制御の重要性は広まるばかりでしょう。

じつは割合で言うと、免疫細胞の制御役はたった1割程度しかいません。9割は攻撃役です。**制御役は圧倒的に少数ながら、いないと体はブレーキの壊れた車のような状態になります**。そう考えると、いかに大事な存在かがよくわかるでしょう。当然、制御役がきちんと仕事をしてくれるかどうかは、体の老化速度にも関わってきます。

この制御役の中心的存在が「制御性T細胞」です。

分類としては白血球のなかのリンパ球、リンパ球のなかのT細胞、そのT細胞がさらに分かれていき、そのうちの1つが制御性T細胞となります。しかも同じT細胞でも、ほかのT細胞は攻撃役を担っているため、制御性T細胞はちょっと特殊な存在。それだけに発見された時期も遅かったという歴史があります。

制御性T細胞の役割

❶攻撃役にブレーキをかける

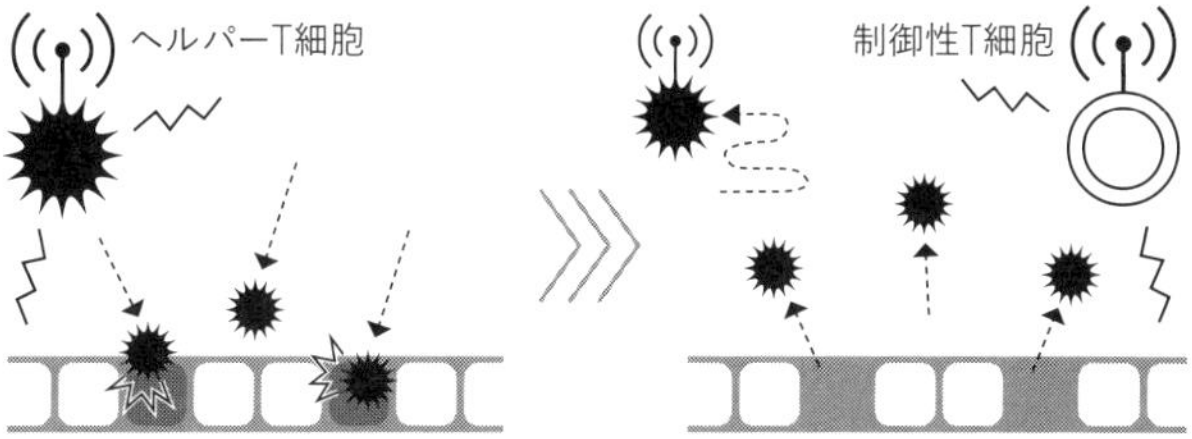

攻撃役のヘルパーT細胞の指令で
攻撃免疫が破壊を進め、
制御役の制御性T細胞の指令で攻撃役は攻撃をやめる

❷体内のゴミを片づける

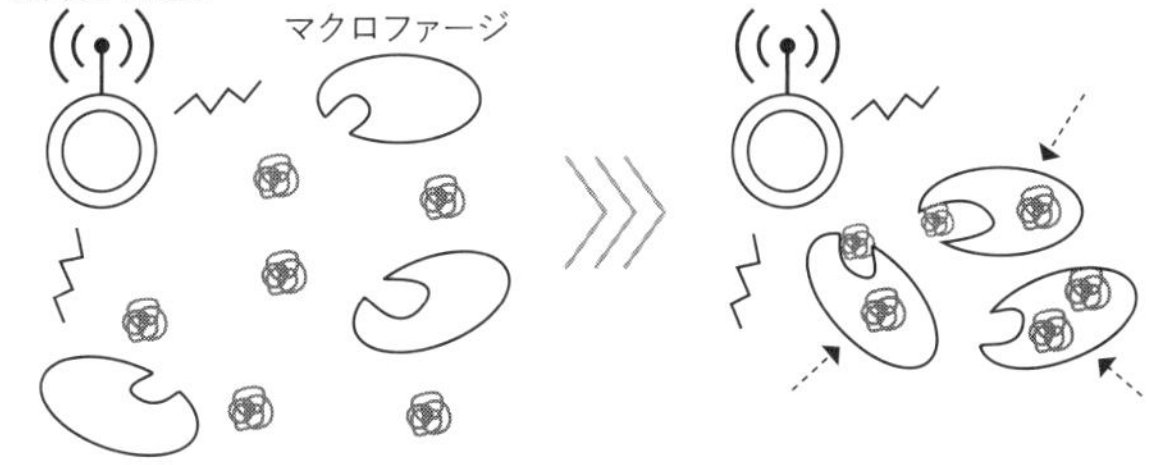

制御役の制御性T細胞が
体内のゴミを片づける指令を出すと、
同じく制御役のマクロファージなどが貪食していく

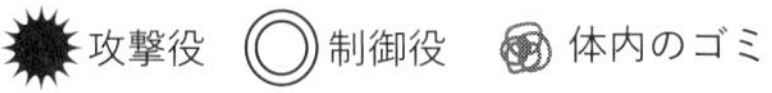

制御性Ｔ細胞が発見されたのは、いまから約30年前のことでした。現在、大阪大学で特任教授を務めている坂口志文先生が、なぜリウマチなどの自己免疫疾患が起きてしまうのかを解明しようとするなかで見つかっています。

女性に多いリウマチや膠原病は、攻撃役が自分の正常な細胞を敵だと勘違いして攻撃してしまうために起こる病気で、花粉症などのアレルギーも外敵でも何でもない花粉に過剰に反応し、攻撃役が攻撃してしまうことで起こる症状。つまり多くの日本人を悩ませる**花粉症やリウマチなどは、制御性T細胞をはじめとした制御役がうまく機能しないことで起きるトラブル**と言えるのです。

糖尿病や動脈硬化が急速に悪化する人の、ある特徴

新型コロナウイルス感染症は当初、若い方や糖尿病などの持病がない方では重症化しにくいと言われていました。ところが、そうした方々のなかにも、重症化したり、

残念ながら亡くなってしまったりする例が見られました。彼らの体には、炎症性サイトカインが過剰に出る「サイトカインストーム」が起きていたという報告が多数挙がっています。そして当初は謎だった、**サイトカインストームが起こった方の体内には免疫の制御役が少ないということがわかった**のです。

この、人体を「倍速老化」や病から守るうえで大事な制御役について、制御性T細胞以外のものにも触れておきましょう。

まずは、B細胞の1つ「制御性B細胞」。B細胞は抗体をつくる細胞で、これもまたいくつか種類があり、そのうちの1つが制御役です。

それから、外敵などの異物を食べて消化してくれるマクロファージにも制御役がいます。体に入った異物をガツガツ食べてくれるマクロファージは攻撃役のイメージが強いですが、そちらは「炎症性マクロファージ（M1）」と呼ばれ、もう一つの「制御性マクロファージ（M2）」が制御役です。

現在、存在が認識されているおもな制御役は、制御性T細胞、制御性B細胞、制御性マクロファージの3つですが、ほかの細胞にも制御役がいそうだということが少しずつわかってきました。

ただ、申し上げたように**制御役は免疫細胞全体からすると、わずか1割程度しかいません。**体に入った外敵はすばやく駆除しないと危険なので、やはり攻撃役中心で編成されているのでしょう。

数が少ない制御役のなかでも「倍速老化」している体の救世主となりうるのが制御性T細胞です。なぜなら現代人の体内で増やすための確かな方法が、解明されつつあるからです。

たった2週間で体の半分が別人になる？

序章でも申し上げたとおり、免疫細胞は古くなった細胞を壊して新しくする役割も担っています。

私たちの体を形づくる細胞は、同じものがずっと生き続けているわけではありません。部位によって異なるものの絶えずつくり替えられており、かなり大げさにお話しすると2週間もすると全身の20～50％の細胞が入れ替わっています。ですから私も講演会などで冗談めかして「2週間経てば体の半分は別人なので、2週間以上先の約束はしないほうがいいですよ」などと言うことも。

こうして免疫の攻撃役と制御役の連係プレーで古い細胞が片づけられると、空いたスペースで細胞分裂が行われ新しい細胞がつくられます。この一連の流れが、体の「若返りシステム」です。

皮膚も脳も月経も免疫の「若返りシステム」頼み

皮膚が新陳代謝する「ターンオーバー」は、体の表面にある古い細胞が垢《あか》としてはがれ落ち、内側から新しい細胞が生まれてくることで若さが保たれるしくみです。このときも当然、古い細胞の破壊を攻撃役が行い、制御役は掃除を担っています。

細胞はこうして若返りを図る

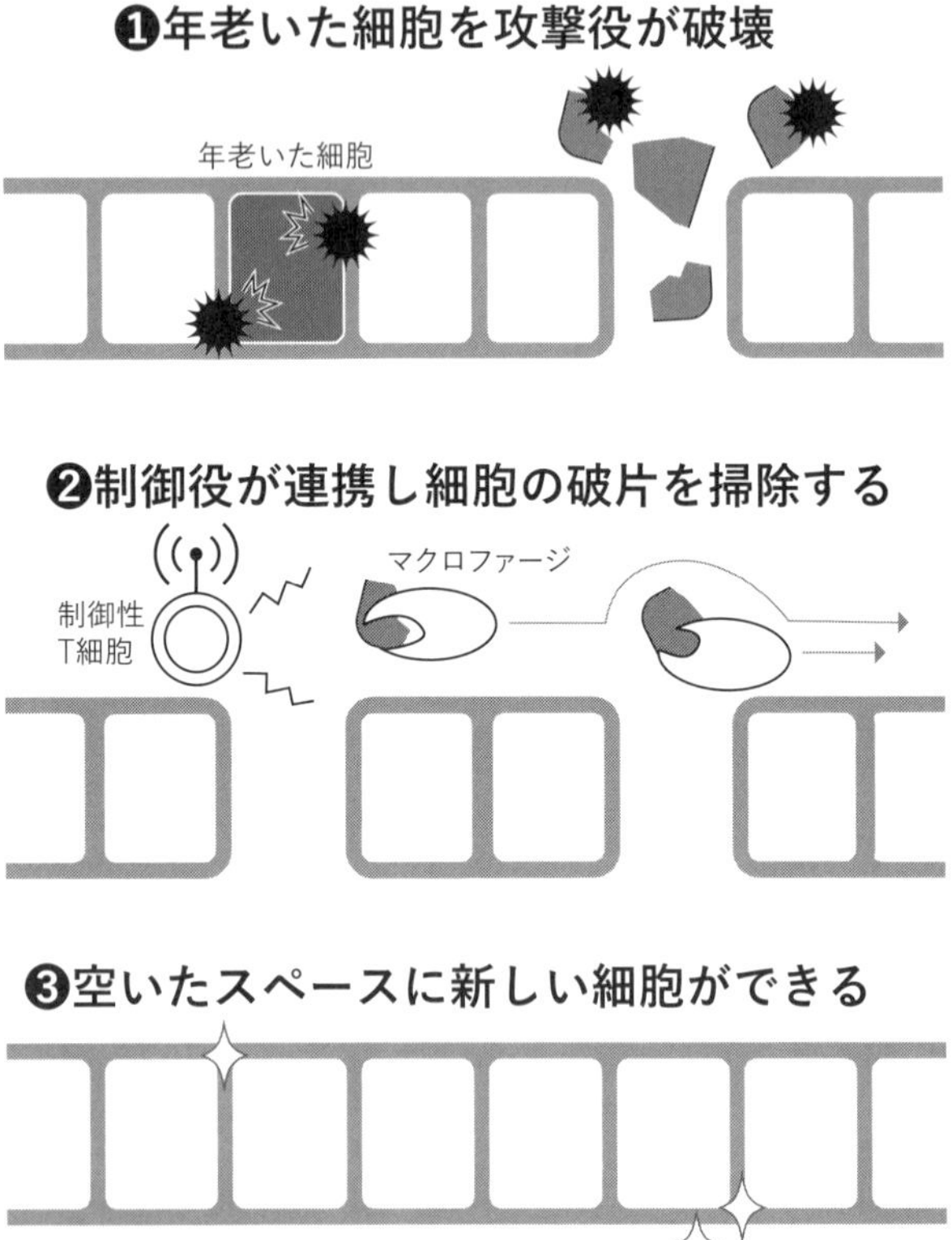

体内には正常な細胞と年老いた細胞があるが、
攻撃役は後者を破壊する。
制御役が連携して破片を掃除し、
空いたスペースで新しい細胞をつくる　攻撃役　制御役

スキンケアの世界では、よく「ランゲルハンス細胞」という名称が出てきますが、じつはこれも「樹状細胞」と呼ばれる免疫細胞の一つです。通常、免疫細胞は血中にしか存在しません。しかしランゲルハンス細胞は皮膚や粘膜に存在し、攻撃役と制御役2つの役割を担う特殊な免疫細胞です。

なぜ、ここに免疫細胞がいるのかというと、皮膚という、つねに外敵にさらされる最前線に毎回駆けつけるスタイルではシンプルに駆除が間に合わないから。そのため皮膚や粘膜に常駐し、外敵を撃退しながら過剰反応しないように制御もし、皮膚の健康を保とうとしているというわけです。

そのほか体のフレームを形成する硬い骨も、肌のようにつねに新しく生まれ変わっています。「破骨細胞」が古い骨を壊し、「骨芽細胞」が新しい骨をつくっているのです。破骨細胞も骨芽細胞も免疫細胞ではないですが、これらの細胞に破壊や再生の指令を出しているのが免疫細胞です。

また、脳にもミクログリアという免疫担当細胞がいて、古びた細胞や異物を排除したり、その後の組織修復をしたりしています。

さらに、女性の月経も同じような視点で見ることができます。主導しているのはホルモンですが、子宮の中で内膜を剥離させ、出血させ、それを再生するのは免疫細胞。月経は自然の摂理とはいえ、典型的な「炎症」であり、破壊と再生と言えます。これらすべての破壊と再生で重要な役割を果たすのが、免疫なのです。

臓器の再生すら免疫のはたらき次第

このようにして、私たちの全身を形づくる37兆個とも言われる細胞は、破壊して再生する、破壊して再生するを繰り返すスクラップアンドビルドが続けられています。全体のおよそ60%の細胞がつねに壊されてはつくられ、壊された細胞から得た材料がエネルギーも含め再利用されている。そう考えると、体内でリサイクルが行われているようなイメージですね。

人体の若さを保ち健やかに保つことも、攻撃役と制御役の2つがあってこそ成り立つものです。ここで例として挙げた肌は破壊・再生がイメージしやすいと思いますが、ほかの臓器の細胞も多くが破壊・再生されています。だからこそ、たとえば「交通事故で大きなケガを負い肝臓が損傷を受けた」というような場合でも、もとに戻ることはあるのです。

もちろん部位や損傷の割合によって、どのくらい再生できるかは変わってきます。神経が通っているのか、血管が通り血液が確保できそうなのか。そういったことを踏まえて外科医は慎重に手術をしているわけですね。

程度の差こそあれ、**基本的に人間の体にある細胞は自ら死に、その多くは再生してもとに戻れるという性質を持っている**ことを、ご理解いただけましたでしょうか。

免疫は全身に関わるシステムということもあり、説明を始めるとどんどん複雑になっていくため、できるだけシンプルに「倍速老化」やその原因となる「免疫暴走」に関わる範囲に絞ってお話ししてきました。免疫は、このように神秘的かつ精緻なしくみで私たちの体を守ってくれています。

「その場しのぎの薬頼み」が体を壊し老いさせる

こうした事実を一つひとつ検証していったことで、私はいかに免疫が人体の健康や若さの維持に重要な役割を担っているかを思い知ることとなりました。製薬会社に数十年勤めていた私がここまで薬の話をいっさいせず、誰の体の中にでもある免疫細胞の話ばかりしてきたのは、医療の未来を担うのは、爆発的に広がった対症療法的な薬ではなく免疫だと確信しているからです。

がんの治療薬の副作用はがん（悪性腫瘍）という、冗談のような話をご存じでしょうか。驚くべきことですが、処方されたがんの薬でがんになるリスクがある——そう表記されている治療薬が実在するのです。また、この数十年で糖尿病関連の薬は増え続け、患者数はそれ以上に急増しました。花粉症の薬を毎年使い、治るどころか翌年はさらに悪化したという話もよく耳にします。

そして残念ながら、このところ増え続けている精神疾患のある方や高齢者に処方される薬には、彼らを「扱いやすいよう静かにさせる」か「運動能力を落とす」か、あるいは「眠らせる」ためのものが多く出まわっているというのが現実です。つまり、根本的な治療が行えていない。

患者を治し健康にするためにあるはずの薬が、副作用のリスクを負わせながらの「その場しのぎ」でしかなく、薬を使わせ続けることが目的になっているのではないかとすら疑いたくなるような状況も多々あります。なかには健康保険を悪用し薬を売り捌くようなケースまであるため、薬の流通量は爆発的に増え続けました。それによって製薬会社が儲かる一方で医療費はふくらみ続け、われわれの負担は増すばかりです。

治らないどころか副作用で体が弱ってしまう患者を増やし続ける現状は、空恐ろしくさえあります。

医療の世界ではエビデンスが重視され、9割の人に効いた治療を多くの人に提供することで、目覚ましい成果を挙げてきました。これは本当にすばらしいことで、大勢の命を奪ってきた大多数の感染症をはじめとする病気を抑え込むことに成功しています。しかし、いまはその西洋医学的なやり方ではカバーしきれない症状が、多くの人の体を蝕むようになりました。そうした病の手前、あるいはその下地には何があるか。それこそが倍速老化なのです。

この状況を変える唯一の希望は、体の中でさまざまな仕事をこなす免疫の活用です。自身の体内でつくっているものを使うため、安全かつ安価であり、免疫細胞がしっかり体内で活躍できるような環境さえ整えてあげれば、驚くべき力を発揮してくれます。

そう、少しの変化で体は大きく変わるものなのです。

1章　まとめ

Chapter 1　summary

体には

「若返りシステム」がある

免疫には攻撃役と

制御役がいる

制御性T細胞が

「倍速老化」防止の鍵を握る

Chapter 2

倍速老化は
こうして起こる

倍速老化を起こすおそろしい「免疫暴走」

あらゆる病気の裏に、免疫暴走がある——。

そう気づいたのは、ホルモン測定などで抗体を扱い、さまざまな病気の原因を学んでいたころのことでした。この免疫暴走とはいったい何なのか、どのようにして起きているのか、本章でよりくわしくお話ししていきましょう。

40代からは、体内が「免疫暴走」状態に陥りがちになります。それは、攻撃役の攻撃力が低下し、処理すべき対象（＝体内のゴミ）が溜まっていくからですが、もう一つ重要なファクターがあります。まず以下の3つをご覧ください。

❶ 免疫の「攻撃役」が「老眼」「ヨボヨボ」になる

❷ 体内がゴミ屋敷になる
❸ 免疫の「制御役」が減る・弱る

つまり、免疫の攻撃役（以下、攻撃免疫と呼びます）が体に不要なものを破壊できなくなるだけでなく、免疫の制御役（以下、制御免疫と呼びます）が減るというファクターが加わることで、暴走した攻撃免疫を止められなくなってしまうのです。

こうして免疫細胞たちが機能不全に陥ると「若返りシステム」をまわすどころではなくなり、体の中から急速に老いていきます。

一つずつ見ていきましょう。

免疫暴走が起きる原因❶ 攻撃免疫が「老眼」「ヨボヨボ」になる

私たちが加齢とともに老眼になり筋力も衰えていくように、免疫細胞たちも衰えていきます。これによって攻撃免疫は、まず破壊すべき敵と破壊してはならない味方の見分けが曖昧になっていき、ところかまわず攻撃するようになってしまうのです。**外**

敵を破壊してくれていた強力な味方が暴走する。こう考えると、そのおそろしさをイメージしやすいのではないかと思います。ただ、老化しているぶん動作は緩慢で攻撃力も弱いため、悲しいことに外敵をなかなか破壊できないのですが……。

厄介なのは、攻撃免疫は攻撃中に「ヤバいのがいるぞ！」というサイン、つまり炎症性サイトカインを出して、仲間の攻撃免疫を呼ぶ性質があることです。もちろん外敵の駆除は基本的にスピード勝負なので、ウイルスなどが体内に入ってきた緊急事態で仲間を集め人海戦術を選ぶこと自体は間違ってはいません。

しかし集まったのがヨボヨボの攻撃免疫では、なかなか攻撃対象を破壊できないため、炎症性サイトカインが出っぱなしになってしまうのです。すると攻撃免疫にとっては、四六時中呼び出しがかかり続けているようなものですから、すっかり疲労困憊に。それでも休むことなく働き続けるしかなくなります。

こうして多数の攻撃免疫が延々と破壊を続けると、正常な細胞まで傷つけたり壊したりするように。結果的に体内には、ウイルスや細菌といった異物の「壊し損ね」や、正常な細胞まで壊す「壊しすぎ」が至るところに発生してしまうのです。

免疫暴走が起きる原因❷ 体内がゴミ屋敷になる

攻撃免疫のターゲットは、細菌やウイルスなどの外敵や、傷ついたり古びたりした細胞だけではありません。活性酸素やがん細胞、太りすぎた脂肪細胞なども含まれます。活性酸素というと悪者のイメージですが、私たちが消化した食べ物を体に取り込む「代謝」はもちろん、免疫細胞が外敵を殺す際にも使われる不可欠なものです。しかし殺傷能力があるということは、正常なものまで傷つけてしまうリスクもあるということ。あまり増えすぎると、成果より体内におけるダメージのほうが大きくなってしまいます。攻撃免疫の攻撃対象は、このような体内のあちこちに生じた「処理に困ったものたち」で、体内のゴミすべてだと思ってください。

40代以降は体内のゴミが急速に増えがちです。まず、攻撃免疫の攻撃する力が落ちて病原体が入り込みやすくなりますし、この年代はストレスを抱えやすく、特にビジネスパーソンは会食や運動不足も重なり脂肪も溜め込みやすい。すると太りすぎた脂肪細胞も増えていく。喫煙すれば活性酸素も増えてしまう。活性酸素は細胞や血管を傷つけ、そこからがん細胞を発生させてしまうこともある。こうして体内のゴミが増える一方になるというわけです。

なぜ敵でないはずの細胞に反応できるのか？

ここで少し疑問に思った方もいらっしゃるかもしれません。太りすぎた脂肪細胞もがん細胞も、「外敵」ではなくもともとは自分の細胞です。にもかかわらず攻撃免疫のターゲットになるのは、なぜでしょうか。

人類は数万年ものあいだ飢餓の危機にさらされてきたため、脂肪という貯蔵庫に余剰エネルギーを溜め込もうとする習性があります。それ自体は理に適っていますが、いまはいつでもどこでも食べ物を好きなだけ食べられる時代です。一日一食や二食、ここ粗末なものだけ食べてでも飢えをしのいでいた時代に設計された人体にとって、ここまで脂肪をたっぷり溜め込むような事態は想定外。だから免疫は、太りすぎた脂肪細胞を攻撃しないまでも「異常なものだ！」と警告するわけです。

がん細胞は、正常な細胞なら出さないはずのものを細胞の表面に出しています。そのため、免疫はこれも「異常なものだ！」と判断し、攻撃します。ちなみに、がん細胞は健康な人でも1日に5000個できているのに、すぐさま発症に至るわけではないのは、免疫細胞が毎日破壊し処理してくれているからです。

ほかに農薬や合成洗剤などに含まれる化学物質も、人類の歴史に登場してからわずか百年ほどしか経っていない「異物」なので、攻撃対象になります。

このような異物は、もちろん若いころから体内に生じたり取り込んだりしていましたが、そのころは細胞が全体にフレッシュで、免疫システムも免疫細胞たちも元気なので打ち勝てていました。ところが40代以降は、そうはいかない。こうして出た大量のゴミや攻撃免疫が壊し損ねたゴミ、誤って壊した正常な細胞などは、すべて攻撃免疫にとっての処理対象です。体内では、ヤバいのがいることを示す炎症性サイトカインが出っ放しになって、攻撃免疫がオーバーワークになってしまうというわけです。

免疫暴走が起きる原因❸ 制御免疫が減る・弱る

こうなると頼みの綱は制御免疫ですが、もともと数が少ないうえ40代以降はさらに数が減ります。というのも、攻撃免疫は人体のシステム上かならず生み出されるようになっている一方で、**制御免疫は菌やさまざまな食べ物など、多様な自然物に触れることで、初めて生み出されたり稼動したりするよう設定されているからです。**つまり、除菌・殺菌を過度に行う生活や偏った食生活などを続け、そうしたものに触れる機会が少ないと、どんどん減っていってしまうのです。

制御免疫は、もともと全体の10％程度しかいないので、減れば9％、8％、……とごくわずかな量になっていきます。「それでも、いるなら機能するのでは」と思われるかもしれませんが、彼らが反応しようにも「閾値《いきち》」というものがあります。閾値とは、あまりに少なくなると反応できなくなってしまうことを示す値です。

免疫暴走が起きる原因

❶攻撃免疫が「老眼」「ヨボヨボ」に

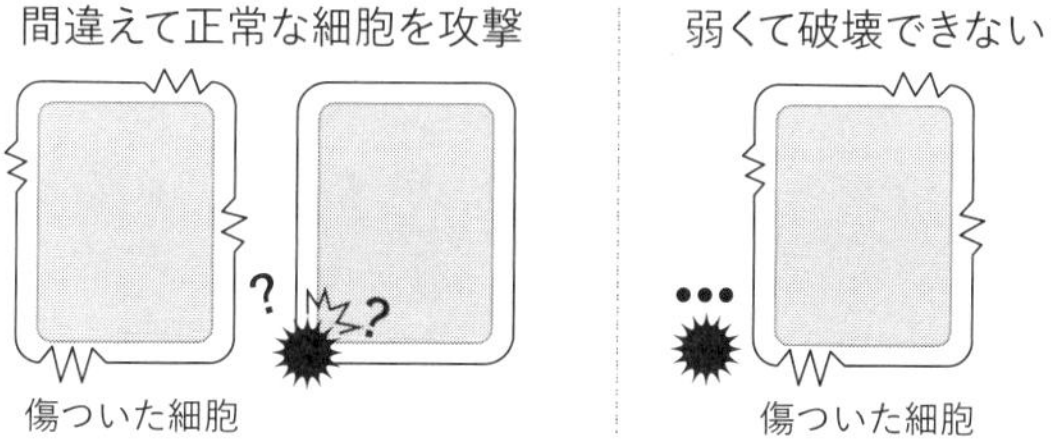

❷体内がゴミ屋敷になる

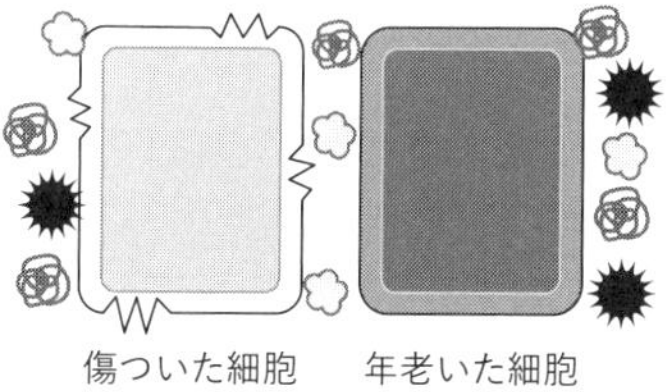

傷ついた細胞、
異常なタンパク質などが
あまりに増えすぎると
攻撃免疫では
対応不能に

❸制御免疫が減る・弱る

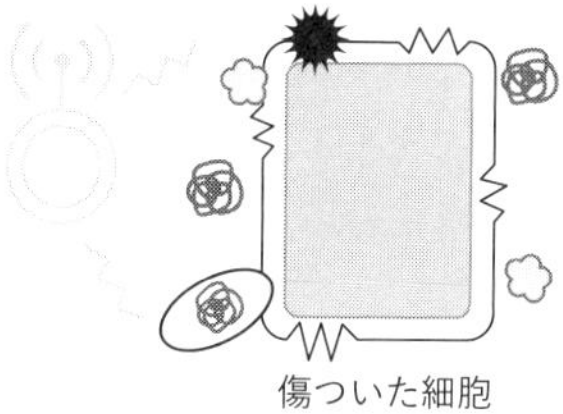
傷ついた細胞

制御免疫の数が減ると
マクロファージや
ほかの免疫細胞への
指示が弱くなる

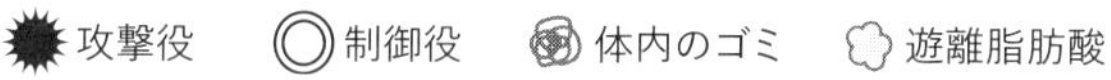
攻撃役
制御役
体内のゴミ
遊離脂肪酸

たとえばペットボトルの水に塩を一粒入れても塩味を感じませんが、入れる粒を増やしていくと感じるようになりますよね。これは味覚の閾値ですが、同じように制御免疫も、機能するには一定量が必要です。

こうして私たちの体内では、**攻撃力が落ちたため外敵をうまく倒せず、おまけに視力や判断力まで落ちて正常な細胞まで壊しかねない攻撃免疫が跋扈《ばっこ》し、少数派の弱った制御免疫は手も出せないという、地獄絵図のような状況が展開**します。これが「免疫暴走」であり、倍速老化の引き金となるものなのです。

column

【攻撃免疫にも制御免疫にもなれる「多能性造血細胞」】

攻撃免疫や制御免疫は生まれたときから攻撃免疫、制御免疫だと思われるかもしれませんが、じつはそうではありません。37ページの図にあるように、すべての免疫細胞のおおもとは「多能性造血細胞」です。

血中のどの細胞になる可能性もあり、周囲の環境や状況に合わせて、そのときに必要なものになる。つまり攻撃免疫になるか制御免疫になるかも、そのときの体内環境次第なのです。このメカニズムは生物学的には「エピジェネティクス」と呼ばれています。

血液の細胞にかぎらず人間の細胞はみな、そのような性質を持つものです。最初は受精卵のときの「胚性幹細胞」で、これはすべての組織の細胞になる可能性を秘めています。ですが、ある段階から一つは目になり、一つは耳になりというように細分化していくわけですね。こうした体の組織の細胞はひとたび目なら目、耳なら耳の細胞になったら、もうほかの細胞に変わることはありません。

ところが免疫細胞は、直前まで何になるかわからない。このようなメカニズムになっている理由もやはり、何らかの異物に遭遇したなど周囲の状況に合わせて動く必要があるからだと言えます。

そして、多様なものに触れることで初めて生み出されたり稼動したりする制御免疫は、より「エピジェネティクス」の性質が強いということです。

痛くもかゆくもない免疫暴走はなぜおそろしいのか

免疫暴走のいちばん怖いところは、私たちがまったく痛みを感じないことです。前章で「炎症」のときにはヤバいのがいることを知らせる炎症性サイトカインが出て、私たちはこれを痛みとして感じるとお伝えしました。炎症があることは血液検査などでわかることもありますし、コリなどによるうっ血も含め何かトラブルがあったときには、私たちの体は基本的に痛みをもって知らせてくれます。

ところが、免疫暴走は痛くもかゆくもありません。微力な攻撃をダラダラ続けているだけなので、いくら炎症性サイトカインが出ていても体が認識できないからです。一般的な血液検査でも感知できないため、医師でも発見しにくいと言えます。

「炎症」が火事なら、免疫暴走で起こっているのは、ごく小さな「ぼや」みたいなものです。だから感知されない。ただし、ぼやの数があまりに膨大なので、免疫というシステムが受ける被害は甚大になるということです。

この状態は「茹でガエル現象」を想起させます。生きたカエルは、いきなり熱湯に入れられたら驚いて飛び出すけれど、水に入れられて徐々に加熱されると危険を察知できず、そのまま死んでしまうというものです。これは説話の一種ですが、体が免疫暴走に蝕まれていく状況をイメージしやすいのではないでしょうか。

果てなき疲労の裏には免疫暴走が

個々の細胞で起きていた免疫暴走は、やがて組織全体へと広がっていきます。

ある細胞がダメージを受けたのに、攻撃力の弱った攻撃免疫に壊し損ねられたまま制御免疫も動けず、掃除されないまま放置される。そういう細胞が増えていく。こうして免疫暴走が加速すると、その影響は組織全体へと広がり、機能が低下。これは加齢により誰しも起こることですが、免疫暴走があると加速度的に進み、急激に老化し

免疫暴走で体が弱るしくみ

❶破壊対象が多すぎ攻撃免疫の手が回らない

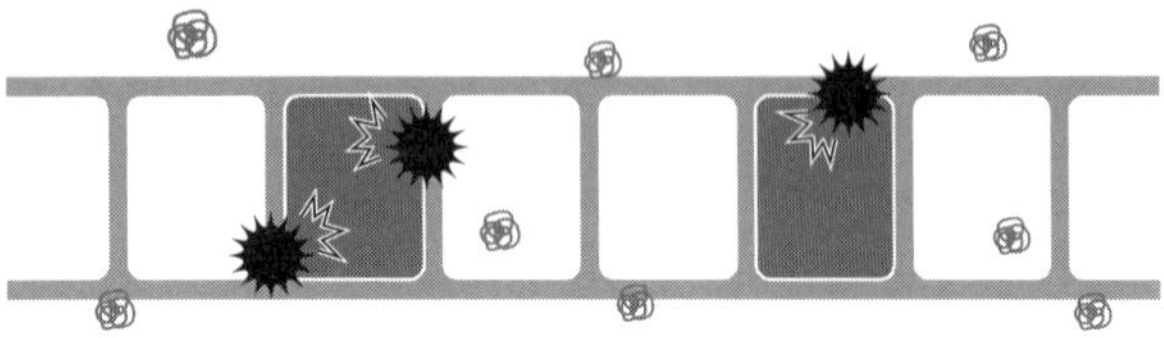

❷破壊が進まず中途半端に

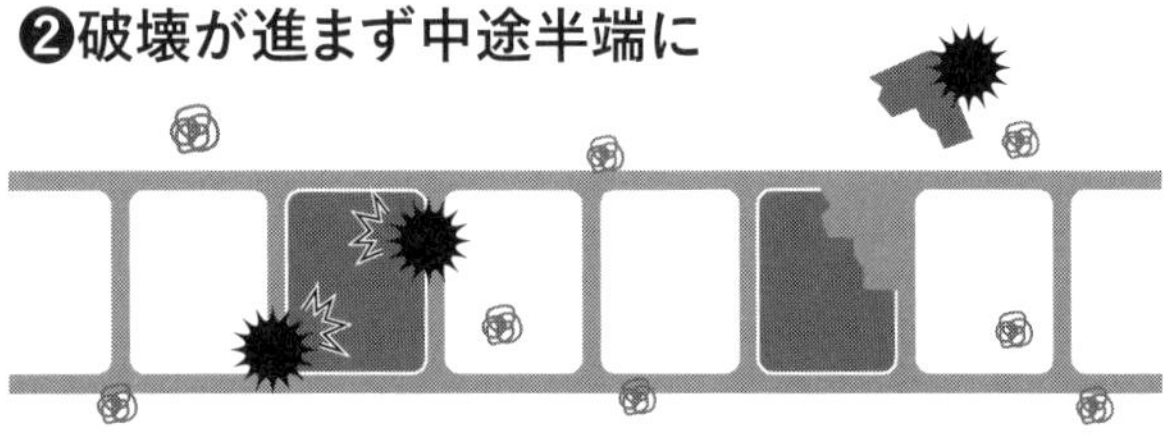

❸壊しかけの細胞ばかりで組織にダメージが

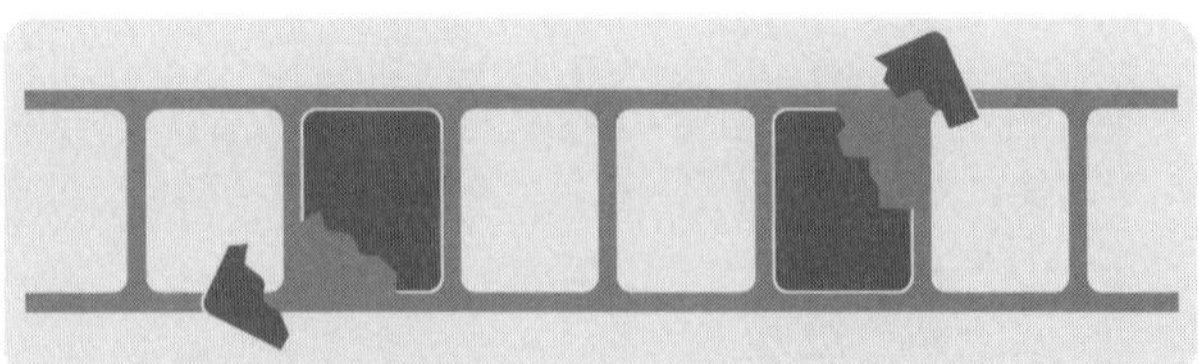

攻撃免疫　体内のゴミ

てしまうことになるのです。また、免疫暴走が起きているだけで体には負荷がかかるため、より疲れやすさを感じるということもあるでしょう。

医師や保育士が感染症にかかりにくい理由

免疫細胞たちには、外敵が侵入してきたときにいち早く反応して攻撃をするチームと、外敵の情報を記憶して抗体をつくり、その武器で戦うチームとがあります。前者は「自然免疫」、後者は「獲得免疫」と呼ばれ、獲得免疫のしくみを利用したものがワクチンです。一度軽くウイルスなどを体内に入れることで対処法を記憶させ、倒すための武器である抗体をつくってもらうわけですね。

基本的に、一度その感染症にかかれば体内には抗体ができます。また、たとえ発症しなくても、その菌やウイルスを知らないうちに体内に入り込み、抗体ができていることも。日々、感染症の人たちと接している医師や看護師の方や、感染症によくかかる子どもたちと接している保育士の方々などは、感染症を発症しにくいという話を聞いたことがあるかもしれません。こうした方々はウイルスなどの外敵の刺激をつねに受けているため、最小限の免疫反応で外敵を抑え込む力を備えており、いちいち感染して大事《おおごと》にしない力があるということです。

ちなみに、病原体が体内に入り込むことを「曝露《ばくろ》」、その病原体が体内で増えることを「感染」、それにより熱やだるさなどの症状が出ることを「発症」と言います。曝露されても病原体が増えなければ感染ではないし、感染しても最終的に病原体の勢力を抑え込むことができれば発症しません。

病原体に適度にさらされている環境は、免疫細胞たちがつねにトレーニングをしているようなもので、鍛えられて強くなるという言い方もできます。ではトレーニングと免疫暴走との差は何なのか、と気になる方もいらっしゃるかもしれませんね。

感染症を発症するとつらいので免疫に負担がかかっていると思われがちですが、じつは違います。なぜなら一度の感染と免疫暴走とでは、免疫細胞たちが戦わなければならない敵の数が桁違いだからです。

免疫暴走がダメージを与えるのは、最初は一つひとつの細胞です。ただ人間の体には37兆個とも言われる細胞があり、免疫暴走はそれらすべてがターゲット。全身に広がるうえ感染症より圧倒的に長期間、つねに免疫細胞を働かせ続けます。こう申し上げると、免疫暴走の理不尽さをイメージしやすいのではないでしょうか。

朝から便の10倍もの細菌を食べている？

体内のゴミが免疫暴走を加速させてしまうことは、先にお話ししました。じつは現代人の多くは、日々の生活で体内にゴミを大きく増やす行為をしています。

口内の細菌は、よく歯を磨く人でも1000億〜2000億個はいるそうで、あまり磨かない人は4000億〜6000億個、ほとんど磨かない人になると1兆個もの細菌がいると言われています。この口内の細菌数が最も増えた状態になるのは起床直後です。睡眠中は食事も会話もしないため殺菌作用のある唾液の分泌量が減り、口の中が渇きがちになります。さらに口呼吸をしている方は口の中が乾燥するため、なおさら唾液による殺菌が進みません。そのため睡眠中は口内細菌の数がかなり増えてしまうのです。起床直後の唾液1ccに含まれる数は、なんと糞便1gに含まれる細菌数の約10倍とも言われています。できれば、この状態では食事をしたくないですよね。

これらの菌でも特におそろしいのが歯周病菌です。歯周病菌は体内に侵入しようと歯肉を攻撃しますが、それによって歯肉が腫れてくると容易に血管内に入り込んでしまいます。これは、まさに攻撃免疫が処理すべきゴミが血管を通じて全身にばら撒かれる状態です。**さらに歯周病菌が生み出す毒素にはインスリンの機能を抑制し血糖値を上げるはたらきがあるため、糖尿病の原因にもなります。また、歯周病菌を食事のときに飲み込み、それらが腸まで届いてしまえば腸内環境も悪くなって、免疫細胞たちにもダメージを与える**のです。

睡眠中に口で繁殖した歯周病菌をわざわざ体内に送り込まないためにも、ぜひ歯磨きは朝食後ではなく朝食前に行ってください。

中年以降お腹が空きにくくならないのは危険

過食や運動不足が健康に悪影響を及ぼすのはよく知られた事実ですが、これは免疫の観点からもやはりNGです。どちらも脂肪細胞を太らせることにつながるからです。脂肪細胞が太っていくと脂肪細胞から飽和脂肪酸が放出され、これが例の炎症性サイトカインを発令させます。さらに脂肪細胞にマクロファージなどが浸潤してサインが増加。すると、その刺激を受けて脂肪細胞から遊離脂肪酸が放出され、これが血中を巡って全身へと広がっていくのです。肥大した脂肪細胞、飽和脂肪酸、遊離脂肪酸、どれもみな攻撃免疫のターゲットとなります。

また、運動不足は血行も悪くするため、免疫細胞たちが活動しにくくなるという側面もあります。40代以降は消費エネルギーが減るため、若いころと比べて食べる量や回数を減らしても大丈夫になるものですが、そういう実感のない方は要注意です。免疫暴走によって、レプチンやグレリンといった食欲をコントロールするホルモンの分泌に異常が生じているおそれがあります。

なぜ有害な活性酸素が体内であり余るのか

農薬や合成保存料、合成着色料、合成洗剤、輸入牛肉に投入されている合成肥育ホルモン剤などに含まれる化学物質も、免疫細胞たちにとっては「見知らぬ異物」であり、駆除すべきゴミとなります。

そもそも食べ物も異物でしたが、人間を含む多くの生き物は長い歴史の中でそれらを取り込み、有害でないと判断しながら生き残ってきました。私たちは、いまや多くの食べ物を簡単に消化できるさまざまな消化酵素を持つに至っています。消化酵素は、人類が身を賭して食べ物を体内に取り込んできた歩みの結晶でしょう。このように、体に有害でないと判断された異物を攻撃しないよう制御免疫が働いており、このしくみは「免疫寛容」と呼ばれています。

ところが化学物質は人体の歴史上まったくの異物ですし、そもそも有害性もある。それらを消化するための消化酵素なんて持ち合わせていない。こうした、どう対処してよいかわからないものに対しては活性酸素が使われがちです。すると体内が活性酸素だらけになり、これまた体内のゴミを急増させてしまうわけです。

化学物質は、ほかに消化管で吸収され血液により肝臓に運ばれて分解され、尿として排泄されたりマクロファージなどによって処理されたりしますが、厄介なものであることには変わりありません。

ほかにもタバコの煙や紫外線、大気汚染、精神的ストレスなども活性酸素を生み出します。近年では、生態系のうえでも問題となっているマイクロプラスチックが人体にも取り込まれ、免疫細胞がこれを抱え込むなどして、機能障害に陥るケースもあることがわかってきました。

現代人の生活環境には、こうした免疫暴走の火種となる体内のゴミとなりうるものが思った以上に多いのです。

「食べ物」という正体不明の異物を体に入れるリスク

腸は最大の免疫器官とも言われ、人体の7割もの免疫細胞が集まっています。わずか数キログラムしかない腸に、なぜこれほど集中しているのでしょうか。それは食べ物という「体外にある正体不明の異物」を体内に取り込めるのが、腸だけだからです。腸の内側を「体外」と認識する方は少ないかもしれません。しかし体外にある食べ物が入る口、そこから肛門までが一本の管だと考えれば、その管の内側は「体外」とイメージしやすいのではないでしょうか。

食べ物は口、食道、胃を通過しますが、消化・吸収のほとんどが腸で行われます。生きるために不可欠な食べ物とはいえ「体外のものを取り込む」以上は外敵、つまり病原菌なども取り込むリスクはゼロではない。腸は消化・吸収したものを血液に取り込み全身へと送り出す臓器ですから、いわば関所のようなもの。だから外敵をいち早く察知し攻撃する免疫細胞たちが集結しているのです。

これが健康な状態における腸ですが、いわゆる悪玉菌が優勢であるなどして腸内環境が悪いと話が変わってきます。腸の表面にある粘膜が傷つき、細胞と細胞のあいだに「すき間」ができてしまうからです。これは関所が破られたということにほかならない、じつにおそろしい状態です。いわゆる腸漏れ（リーキーガット症候群）で、こうなると病原菌などの外敵がどんどん体内に入り込み、体内で処理すべきゴミが急増していきます。

では、どんな食生活が腸内環境を悪くするのでしょうか。真っ先に挙がるのが肉や脂っこい食材を多く摂る、食物繊維を摂らない、アルコールの摂取が多い、などです。耳が痛いという方も多いかもしれませんが、これらを習慣化していると体内にゴミが増えて免疫細胞たちの仕事も増え、ますます免疫暴走を加速させることになります。

もちろん、こうした食生活を完全に避けるのは難しいと思いますし、我慢のしすぎでストレスを溜めてしまうと体の機能低下も招きかねません。倍速老化することとストレスを溜めることとを天秤にかけて、適宜選択すべきでしょう。

体内のゴミがさらなるゴミを生み免疫は暴走

体に不要なものがあふれ、ゴミ屋敷と化してしまった体内では二次災害、三次災害とも言えるような、さらにひどいことが起きています。

1 エネルギーをつくる重要器官、ミトコンドリアが破裂

体内のゴミは免疫細胞にも負担をかけますが、それ以外の一般の細胞や細胞内器官にも負担をかけています。その最たるものが、ミトコンドリアです。

細胞内のミトコンドリアは、糖や脂質を使って細胞の活動エネルギーとなるATP（アデノシン三リン酸）をつくり、できたエネルギーは免疫細胞の活動にも使われています。ミトコンドリアはエネルギーを産生する際に活性酸素も生み出しますが、これは体内のゴミ駆除に使われることも。つまり**ミトコンドリアは、免疫細胞の**

手助けをしながら細胞全体の活動も支えている、健気な発電所のような存在ということです。ところが、周囲に活性酸素などのゴミがあまりにも増えると、そのストレスに耐えかねてミトコンドリアは破裂してしまうのです。破裂する数が多ければ、それだけ糖や脂質を消費してくれる存在が減るため、肥満につながります。

2 エネルギー源を失った細胞は疲れ、仕事を放棄

ミトコンドリアは一つの細胞内に数十個から数千個ありますが、エネルギーを供給してくれていたミトコンドリアが破裂し始めれば、細胞も疲れやすくなってきます。

すると当然、細胞がこなしているさまざまな仕事の質にも影響が。

たとえば、ある細胞が担っている仕事が、まっすぐな形のタンパク質をつくることだったとしましょう。このタンパク質は、わりと複雑な工程を経ないとまっすぐに伸びてくれないとします。それでも通常であれば、たとえ面倒でも彼らは一つひとつまっすぐに伸ばして一生懸命出荷します。

ところが、ミトコンドリアが減ってエネルギー不足に陥り、細胞自身がすっかり疲

れ果ててしまうと「ああ、めんどくさい！　もういいや、このままで」と言わんばかりに、手抜き仕事を始めます。つまり曲がったままのタンパク質を出荷してしまう。こうして、タンパク質の不良品工場になるわけです。

こうなると、その後の工程が詰まります。通常、それぞれのタンパク質にはそれぞれに合った酵素があり、それらによって分解されるのですが、曲がったものが来てしまうと「あれ、これってどの酵素が扱うんだっけ」と混乱に陥ってしまうのです。

3 不良品もまたゴミに。それが集まってさらには……

この不良品は、まさに体内のゴミに。分解できないから使い道もなく、ただただ溜まっていく。そして大きな塊をつくってしまうのです。こうなると攻撃免疫にも壊せません。しかも老化が進んだ攻撃免疫では、なおのこと歯が立たないわけです。

タンパク質にはもともと水に溶ける性質がありますが、変に熱がかかったりするとグチャグチャに固まってしまいます。生卵は水に溶けても、熱して炒り卵にすると溶けませんよね。あのイメージです。この状態になると、もう人体において壊すことはできず、どんどん蓄積されるようになってしまいます。

その典型的な例が、アルツハイマー型認知症の原因となるアミロイドβというタンパク質です。アミロイドβは健常な人の脳内にも存在しますが、アルツハイマー患者の脳の血管には、アミロイドβ同士がさらにたくさんくっついて塊になった「アミロイド斑（老人斑）」が溜まっています。**脳内に、炒り卵をガチガチに固めて巨大化したようなものがたくさん溜まった状態が、アルツハイマー型認知症なのだとお考えください。**

4 疲れた細胞自身もゴミに

疲れた細胞は不良品のタンパク質というゴミをつくるだけでなく、自身も働けなくなりゴミと化してしまいます。真面目に働いていた細胞も、残念ながら環境が悪いとこのような事態に陥るのです。もともと細胞は加齢によって分裂速度が落ちるなど老化していきますが、こうした周辺環境が重なると老化が加速します。

老化した細胞からは炎症性サイトカインや「増殖因子」などが分泌されます。増殖

体内のゴミを激増させる老化細胞

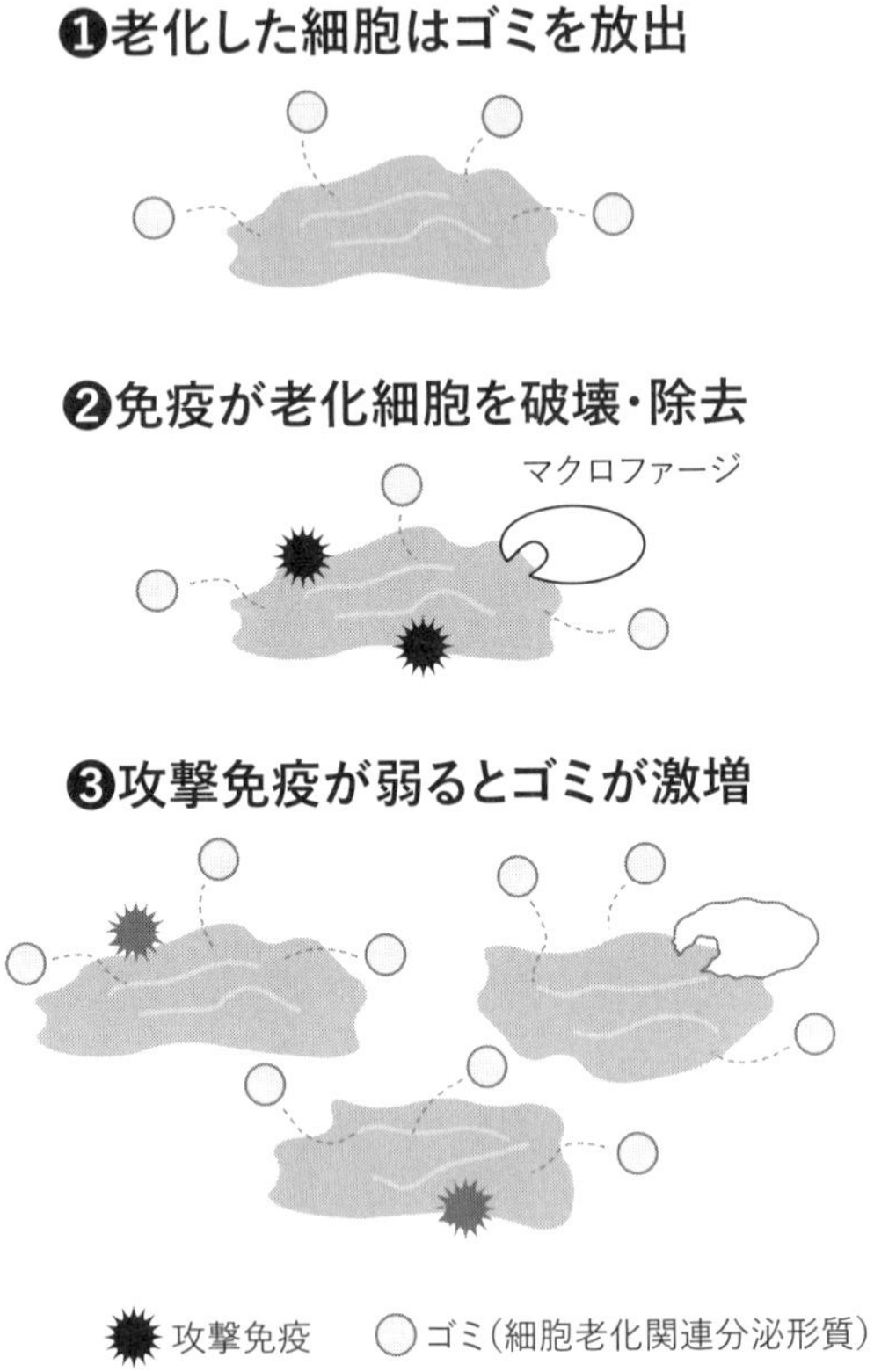
❶老化した細胞はゴミを放出
❷免疫が老化細胞を破壊・除去
マクロファージ
❸攻撃免疫が弱るとゴミが激増
攻撃免疫
ゴミ（細胞老化関連分泌形質）

因子とは老化細胞を生存させたり、炎症を促進したりするものです。たとえて言うなら腐臭のようなもので、これらは医学的には「細胞老化関連分泌形質（Senescence-Associated Secretory Phenotype＝ＳＡＳＰ）」と呼ばれています。

ＳＡＳＰが周辺の細胞までどんどん老化させていくのは、腐ったミカンが１つあると、まわりのミカンもどんどん腐っていくのと近いイメージです。

5 暴走した免疫は全身を駆け巡る

こうして体内のゴミや、ゴミが生み出した新たなゴミによって、体内ではつねに炎症性サイトカインがバンバン出続けている状態になります。もう体中至るところで免疫暴走という地獄絵図が展開されていると思ってください。

さらにこれが怖いのは、暴走した免疫が全身を駆け巡ってしまう点です。血管という全身ネットワークで働く彼らは、行きたいところに行きたい放題。行く先々で新たな免疫暴走を生み出します。おそろしいことに、それは脳も例外ではないのです。

脳という中枢部の手前には「血液脳関門」があり、これまで、いろいろな物質が簡単には入り込めないと考えられてきました。ところが免疫暴走状態になると、その関門が機能しなくなることが近年わかってきたのです。「脳関門」などと言うと脳につながる血管に関所があるようにイメージしがちですが、じつは違います。

神経と血管とは絡み合うように存在するものの、これまでは酸素など生命維持に必要な栄養分だけが血管から神経へ届けられ、それ以外のあらゆるものはブロックされると考えられていました。血液脳関門とはつまり、この血液から神経への、余分なものへのブロック機能を指す言葉なのです。ということは脳に入る部分だけでなく、全身に張り巡らされた神経と血管の接触面すべてが該当箇所ということになります。

神経は大事な部分なので、必要最低限のもの以外はブロックされるようになっていると考えられていたわけですが、免疫暴走状態だとそのブロックが甘くなり、炎症性サイトカインなどが入り込んでしまうというわけです。これは、つまり体で起こった免疫暴走が脳にまで影響するということで、じつにおそろしい話です。

そうした事例も含め、免疫暴走が引き起こす病態をご紹介しましょう。

倍速老化は
こうして起こる
Chapter 2

免疫暴走が引き起こすさまざまな症状や病気

前述したように免疫暴走には痛みもかゆみもありません。こんな地獄絵図が自分の体のなかで展開されていても、それにより倍速老化が起こっていたとしても、私たちはつゆ知らず、というわけです。

ところが、背後からスッと忍び寄られるように、その実害はあるとき、さまざまな症状となって現れます。以下のような病態があったら、あなたの体内でもほぼ確実に免疫暴走、そして倍速老化が起こっていると考えてください。

【肌の衰え】

加齢とともに皮膚はある程度衰えますが、免疫暴走状態だとさらに加速します。それは炎症性サイトカインに、コラーゲンを分解する「コラゲナーゼ」という酵素づくりを促す作用があるからです。**コラゲナーゼがたくさん分泌されると肌の弾力が失われ、シワやたるみが発生していきます**。また、免疫暴走状態だと肌でも炎症性サイトカインが出続けて、攻撃免疫が集結する事態に。すると、肌でも激しく免疫暴走が起きるという悪循環が起こります。これによって正常な肌の細胞にもダメージを与え、肌の衰えを加速させてしまうのです。

【肩、ひざ、腰、関節などの長引くコリや痛み】

免疫暴走が肩やひざ、腰、関節などの長引くコリや痛みとして現れることもあります。それは多くの場合、血流の滞りなどから起こり、周囲の細胞が酸素などの栄養不足に陥って炎症性サイトカインというサインが発令されているからです。つまり攻撃免疫が対応しているということになります。

高齢になると、体を動かす機会が減ったり体の可動域が狭まったりして、動かしにくくなるという問題が生じますが、その最初の段階には「動かない」ではなく「動かしていない」ことがあるはずです。このときに制御免疫が働けず、攻撃免疫が暴走して攻撃を続ける免疫暴走状態が起きてしまうことに。

また、免疫暴走を抱えていると、リウマチを発症するケースもあります。リウマチは遺伝的要因や環境的要因に加え、免疫系の異常が複雑に絡み合って発症するものです。たとえば遺伝的素因を持っている人が、喫煙や感染症などのきっかけで免疫のバランスを崩すと、自分の免疫で自分の細胞を攻撃する、つまりリウマチとなってしまうことがあるのです。単なる関節痛なのかリウマチなのか、自己判断は難しいため、病院で検査をして確認することをおすすめします。

【肥満】

過食や運動不足などで肥満になると免疫暴走が起こることは、これまでお話ししてきましたが、逆に、免疫暴走から肥満に至るケースも増えてきています。

まず、炎症性サイトカインには脂肪細胞の分化を促すはたらきがあるため、脂肪組織が増えていきます。また、細胞に糖を取り込ませるインスリンのはたらきが阻害されるため血中に糖があふれて高血糖になり、その糖は脂肪へと蓄積される一方に。ホルモンバランスも崩れ、満腹感をもたらすレプチンというホルモンのはたらきが阻害されてしまうと食べても満腹感を得られず、過食になるのです。

加えて免疫暴走状態だと、エネルギー産生をしているミトコンドリアにも負担がかかるためエネルギー不足になり、糖や脂質の消費量も減ってしまいます。

このようにして肥満が引き起こされることもあるのです。

【動脈硬化〜心筋梗塞、脳梗塞】

世界で最多の死者数を叩き出している病気は「虚血性心疾患」ですが、免疫暴走はそのもととなる動脈硬化にも関わっています。

血中に活性酸素や悪玉コレステロールが増えてくると、活性酸素がつけた血管壁の小さな傷にコレステロールが入り込み、ふくらんでしまいます。こうして血管が狭まるのが動脈硬化の始まりですが、体内が免疫暴走状態だと動脈硬化は悪化するのです。炎症性サイトカインが出ることで、より血管壁が傷ついたり、悪玉コレステロールが酸化したりするからです。

もともと攻撃免疫は、血液中を漂っているコレステロールを異物とみなして攻撃しているわけですが、この血管壁のふくらみも異常とみなすため血管壁に入り込んでコレステロールを抱え込むように。すると、ふくらみが大きなコブのようになってしまうのです。これをプラークと呼びます。

また、攻撃免疫がコレステロールに対応しているあいだも炎症性サイトカインは出続けるため、血管は傷つく一方に。プラークも攻撃免疫をおびき寄せるため、どんどん大きくなっていき、動脈硬化が加速してしまいます。

こうしてプラークがパンパンに大きくなるとやがて破裂し、傷口をふさぐために血のかたまりができて血管の詰まりを起こすのです。これが心臓で起これば心筋梗塞、脳で起これば脳梗塞ということになります。

心筋梗塞、脳梗塞が起きるまで

❶活性酸素が血管壁に傷をつける

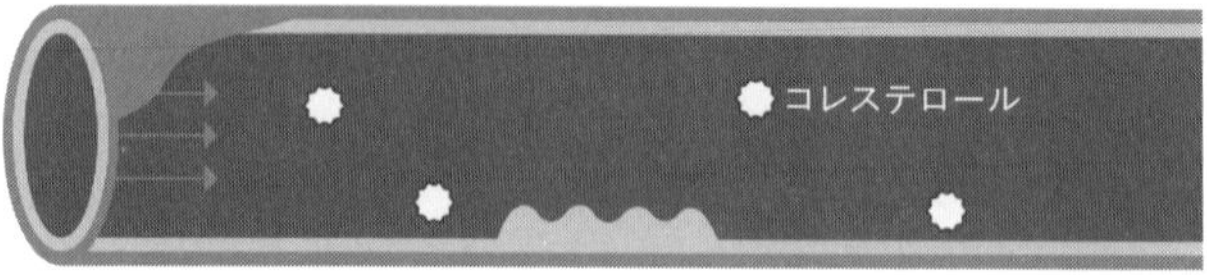

❷傷にコレステロールが入り込む

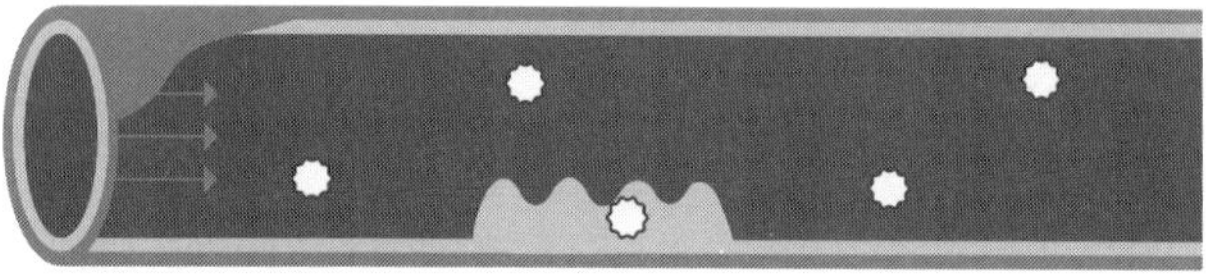

❸血管の傷が増えてふくらむ

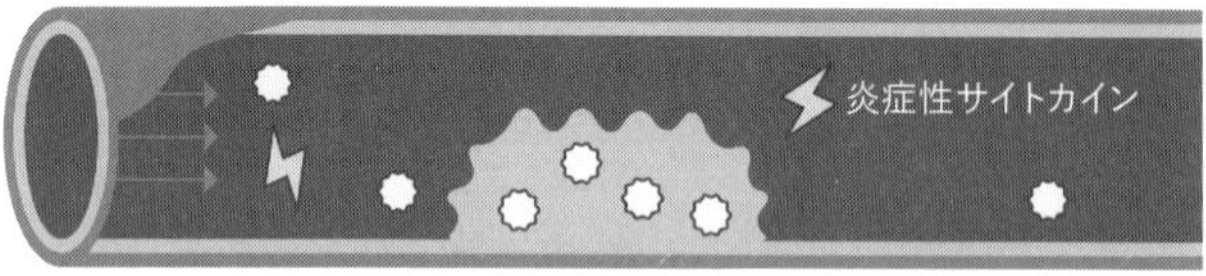

❹ふくらんだ傷が破裂。血管が詰まる

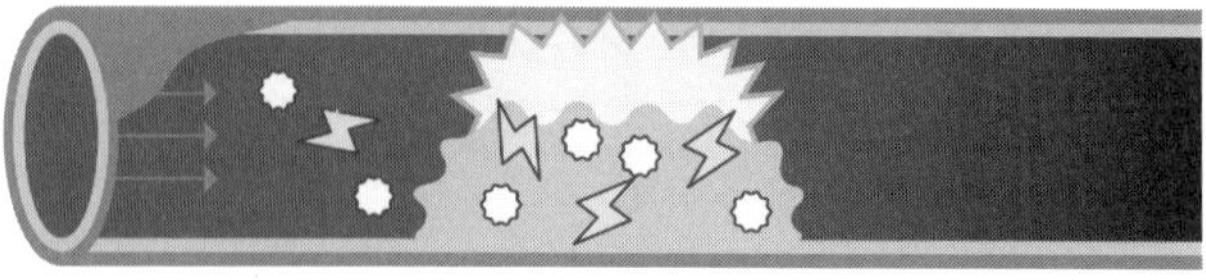

【糖尿病】

糖尿病は「インスリン」というホルモンが機能しなくなることで、血糖値が正常な変動をしなくなる病気です。それによって血管などにダメージが蓄積され、さまざまな症状を引き起こします。

インスリンは細胞に糖を取り込ませて分解させるホルモンなので、インスリンがはたらかないと、まず大量の糖がずっと血中を巡ることになります。すると、その糖が血管の内側にある内皮細胞に入り込んでしまい、それを異常とみなした攻撃免疫は攻撃をすべく活性酸素が発生。その結果、血管も傷つけられていきます。

一方で細胞は、うまく糖を取り込めなくなりエネルギー不足になって活動ができなくなるため、疲れやすい状態に。しかも**免疫暴走時に出ている炎症性サイトカインには、インスリンのはたらきを抑えてしまう性質が**。これが最も注意を払うべき点です。

この50年間で日本の糖尿病患者数は、あろうことか50倍にまでふくれあがってしまいました。その間に医療は飛躍的な進歩を遂げ、多数の薬が開発されたにもかかわらずです。これは糖尿病が、薬では治っていないということ。病院での治療のメインはインスリンを出す、血糖をコントロールするという対症療法ですが、その前にインスリンのはたらきが抑えられるおおもとの原因を放置しているわけです。

医師とは異なる一歩引いた目線から見ている私は、どこをどうやっても免疫暴走を解消しないかぎり糖尿病患者を激減させることはできないという結論に至ります。なぜなら、免疫が暴走しているかぎり体内の各所にダメージが蓄積し、どんな病気も簡単に悪化するからです。有害なものを排除し、自らを新しくつくり替えるシステムを担う免疫がズタズタな状態なのですから、それは至極当然のことでしょう。

【がん】

がんは遺伝子に傷がつき、私たちの体内で日々起きている細胞分裂の際に「ミスコピー」が生じることで起こる病気です。では、なぜ遺伝子に傷がつくのでしょうか。遺伝的要因もありますが、その割合は、がん患者全体のわずか5%程度と言われています。となると、残りの大半はいったい何が原因なのか。

それが、免疫暴走なのです。

というのも攻撃免疫の戦場では、つねに破壊兵器である活性酸素などがあふれており、正常な細胞にまで傷がつくことも多々あるからです。細胞が元気なうちは制御免疫とともに破壊と再生を繰り返すわけですが、同じ部位で集中的に何度も破壊と再生を繰り返していると、遺伝子が傷つきやすくなります。そうすると何度もコピーしているうちに、一定の確率でミスコピーが起きてしまうのです。さらに、炎症性サイトカインが遺伝子の変異を誘導している可能性もあると言われています。

つまり、何かしらのトラブルを長期間抱えた部位ほど、がん化してしまいやすいということですね。B型・C型肝炎ウイルスの感染から発症する肝臓がんや、ピロリ菌感染から発症する胃がんなどがこの典型で、一度これらのウイルスや菌に感染すると一生体内に残ります。

そのため、本人も気づかないうちに感染したままとなった肝臓や胃で免疫暴走が起こり、破壊と再生を集中的に繰り返すうちに、がん化してしまうことがあるのです。

なぜウイルスが一生体内に残る病気があるのか

ここで、なぜB型・C型肝炎ウイルスやピロリ菌は、一度感染すると一生ウイルスや菌が体内に残るのかについても、少しお話しさせてください。一般的になされている説明はこうです。

免疫のなかには「自然免疫」と「獲得免疫」があります。そして、獲得免疫のなかには「免疫記憶」を担うチームがあるとされており、それが「メモリーT細胞」「メモリーB細胞」「メモリーNK細胞」などです。

たとえば麻疹や水疱瘡《みずぼうそう》などのワクチンは、皆さんも子どものころ受けられたのではないでしょうか。これらのワクチンを一度受ければ麻疹などにはかからないとされており、それは「免疫記憶」にその抗原が数十年単位で刻まれているからだと考えられています。

たった1回のワクチンでこれらの感染症にかかるリスクを避けられるのは、そのウイルスが変異しにくいからです。実際には変異しているわけではなく、ウイルスがいくつかのバリエーションをつくり、その最多数派に人間がワクチンをつくって撃退するため、最多数派が消えて結果的に少数派だったものが台頭してきているだけではあります。ただ説明が複雑になりすぎるので一般的に「変異」と呼んでいるのです。つまり、麻疹や風疹はバリエーションをあまりつくらないということ。B型肝炎ウイルスやピロリ菌も、この変異しにくいタイプに含まれます。

一方でインフルエンザウイルスなどは変異しやすいので、毎年ワクチンを打たないと効果を得られないということです。

ここまでが免疫の教科書などに記載されている一般的な考え方です。

ウイルスを捕虜として残し免疫を訓練する？

しかし私はこの考えに、やや懐疑的です。

これまで、免疫細胞が細胞の生まれ変わりを手伝っているというお話をしてきました。人体というのは基本的に、つねに破壊と再生を繰り返し、それによって健康に若々しく維持されています。それなのに一部の免疫細胞だけが数十年も生き続けるなどということがあるでしょうか。免疫細胞がほかの細胞に教育するなどということがあるでしょうか。まるで免疫が記憶を持っているかのように見えるため、そうした考えがなされるようになっただけではないのか、私はそう思うのです。

なぜ、麻疹などのように、一度のワクチンで何年もその感染リスクから逃れることができるウイルスがあるのかといえば、それは免疫細胞があえて、その抗原を少数保持し続けているからなのではないか、というのが私の仮説です。

実際にC型肝炎やB型肝炎などは、一度かかるとウイルスが一生体内に残る病気でした。それは、**おそろしいウイルスほど「それを忘れてはならない」と免疫が認識し、捕虜のように体内に少数だけ残すことで、抗体をつくり続けられるようプログラムされているからなのではないか**、と思います。

これは見方を変えると、免疫は殲滅ではなくあえて共生・共存を選んでいるということです。殲滅することのデメリットもわかったうえで、あえて生かさず殺さずの関係に持ち込んでいるのかもしれません。

最近は医学界でも、西洋医学の限界がきているということがたびたび話題になります。問題のある部分を物理的に取り除く外科手術や、効く成分だけを取り出してつくる化学合成薬などが象徴的ですが、こうしたやり方の限界が見えてきたわけです。免疫細胞たちが、もしあえて共生を選んでいるなら、それはなんだか日本的だという感じもします。

ただ、もちろん彼らが「よかれ」と思ってこうしたスタイルをとっているとしても、後述するように、共存させていた捕虜にじわじわと侵食され、望ましくない事態を招いてしまうこともあります。

もちろんこれは、あくまで私の仮説ですが、人体や免疫システムの性質から考えると、こちらのほうが辻褄は合うように感じるのです。

免疫暴走が全身に及ぶことによる病気の連鎖

ここからは、ある病気がきっかけで別のさまざまな病気に発展していく例をご紹介します。73ページでもお話しした歯周病は、50歳で男性の70%、女性の60%もの方がかかっていると言われるメジャーな病気ですが、じつは非常に厄介なものです。

ここでは、歯周病から別の病気が引き起こされた例をご紹介しましょう。

歯と歯茎のすき間にある溝「歯周ポケット」に歯垢が溜まると、歯垢の内部に潜む歯周病菌が出す毒素によって歯茎が痛み、腫れてきます。この段階は歯肉炎と言われ、きちんとケアすれば大きな問題はありません。

ところが、これがもう少し進んで歯周炎の段階になると、歯周病菌が少しずつ体内へと入ってきます。そうして歯周病になると、血液内に歯周病菌がどんどん入り込んでしまうのです。

一般的な細菌なら、血液に入るとすぐ攻撃免疫に始末されるのですが、歯周病菌はもともと歯肉溝液という血液とほぼ同じ成分の液の中にいたことで「耐性」を持っています。そのため血液内でも、わりと生きていられるのです。

こうして生き延びた菌の持つ毒素が血管壁などを傷つけると、攻撃免疫たちがみるみる集まってきて血管壁がふくれあがります。これによって血管が硬くなる動脈硬化が進み、場合によっては心筋梗塞や脳梗塞が起こることもあるのです。

そこまで至らなかったとしても、すでに免疫暴走は起きていますから炎症性サイトカインというサインは発令され続けてしまう。その結果インスリンが効かなくなって、なんと糖尿病になることもあります。

また、炎症性サイトカインは全身を駆け巡り、先にお話ししたとおり脳の関門も突破してしまいますから、うつや認知症、アルツハイマー型認知症、パーキンソン病などを引き起こすことも。一方で、食事の際に誤嚥《ごえん》を起こし、歯周病菌が肺のほうに行ってしまうと、誤嚥性肺炎の原因に。

実際、こんな例もあります。奥歯の古い詰め物が腐ったため、歯科医に歯根の奥までドリルで穴をあけてもらい、歯根管手術を受けた方がいたのですが、このときに歯周病菌が血液中に入ってしまいました。これにより炎症性サイトカインが脳にまで到達し、うつ病を発症したのです。

もちろん、歯科治療や歯石ケアを受けたらすぐにこのようなことが起こるわけではなく、日ごろから定期的に口内ケアを行ったり、免疫暴走が起こらないよう生活習慣に気をつけたりしていれば、そうそう起こることではありません。

逆に、なかなか糖尿病が治らなかった方が歯科できちんと歯周病ケアをしてもらったところ、糖尿病が治ったという例もあります。

以上、歯周病を例にお話ししましたが、肥満や化学物質の摂りすぎなどにおいても、免疫暴走に陥っていれば同じことが起こりえます。このように体内が免疫暴走状態であれば、何かしらの病態が現れるおそれがあるわけですが、現れるのはその人の最も弱いところということになります。

肌が弱い人は肌、血管が弱い人は血管、腰が弱い人は腰、太りやすい人は肥満、というように現れ方はさまざまですが、そのおおもとには免疫暴走があるのです。

こうして免疫暴走は、見た目の衰え、体の可動域の低下、病気へのかかりやすさ、といった老化の三大要素を大幅に加速させてしまいます。

加齢臭も免疫暴走から起こる？

中高年になると出てくると言われる、加齢臭。そのおもな原因は、皮脂成分が酸化することで発生する「ノネナール」という成分ですが、免疫暴走が加齢臭に影響を与える可能性もあります。免疫暴走状態だと、皮脂腺から分泌される皮脂中に「パルミトレイン酸」という脂肪酸が増えたり、それが酸化しやすくなったりし、加齢臭が強まることも考えられるのです。

体内が免疫暴走状態だと、体臭まで変わってくる可能性があるということです。

免疫暴走は次世代にも影響する

病気ではありませんが、免疫暴走が引き起こす事態として、ほかにも心配なことがあります。それは、免疫暴走状態で妊娠した場合の影響です。

そもそも現代人の生活は免疫暴走を引き起こしやすいのですが、その生活期間が長ければ長いほど、また、これまでお話ししてきたとおり年齢が上がれば上がるほど、その暴走は苛烈なものになると言えるでしょう。

現代は晩婚化が進み、女性の出産年齢も上がる傾向にあります。月経も女性の体に自然に備わったシステムですが、これも典型的な破壊と再生であり、炎症を繰り返しているということ。つまり出産前までに経ている月経の回数が多ければ多いほど、免疫暴走が起きているおそれがあるということなのです。

母体が免疫暴走状態で妊娠した場合、早産や低体重での出産につながるリスクが高まることがわかっています。

早産や低体重での出産の要因は、胎盤機能の障害や栄養と酸素の供給不足、ストレスホルモンの影響などさまざまあり、これらが絡み合っていることもありますが、そのうちの一つに炎症性サイトカインが多く出すぎてしまっていることも挙げられるからです。

また、それにより子どもの脳や体の発育が阻害されてしまうケースもあるようです。当然その影響は出生後にもあり、こうした子どもたちは、その後うつなどを発症しやすいという論文も出ています。

その意味では、あまり遅い時期での妊娠・出産は極力避けたほうがいいわけですが、これればかりは女性だけでどうにかできる問題ではないので、難しいところです。女性自身が早い時期に安心して妊娠・出産できる環境を社会全体でつくっていかなければ実現は難しいでしょう。

免疫暴走の度合いを知る方法はある

さて、免疫暴走のおそろしさがわかると、自分は大丈夫なのかとご心配になる方も多いのではないでしょうか。免疫暴走の度合いを調べる方法に「炎症マーカー」というものがあります。保険適用にはなっていないので2万〜3万円ほどかかってしまいますが、おもには以下のようなものです。❶〜❼はいずれも、免疫暴走状態だと値が高くなります。

❶反応性タンパク質（CRP）

肝臓で生成されるタンパク質「CRP」を測定。

❷高感度CRP（hs-CRP）

CRPの高感度版です。

❸赤血球沈降速度（ESR）

血液中の赤血球が沈降（沈澱）する速度を測定。

❹フェリチン

鉄の貯蔵タンパク質「フェリチン」を測定。

❺インターロイキン－6（IL－6）

炎症性サイトカインの一種「IL－6」を測定。

❻腫瘍壊死因子アルファ（TNF－α）

炎症性サイトカインの一種「TNF－α」を測定。

❼フィブリノーゲン

血液凝固に関与するタンパク質「フィブリノーゲン」を測定。

❽白血球数と分画

白血球全体の数や白血球の種類（好中球、リンパ球、単球など）の割合を測定。

「分画」とは種類ごとに分けて割合を出すことです。

免疫暴走状態だと、一般的に白血球数が増加することが多いものの具体的な変化は個々の疾患などによって異なります。好中球、単球、リンパ球の増加が特徴的ですが、特定の状況ではこれら白血球の減少が見られることも。免疫暴走状態の度合いや原因は、結果を複合的に見て専門機関が判断することになります。

現在の定期健診は白血球全体の数はわかるものの、免疫暴走の度合いについては何もわかりません。後の章でも触れますが、免疫暴走の度合いを知るためにも、せめて腸内細菌がその多くの前駆体をつくり出しているセロトニン、ドーパミンやオキシトシンなどのいわゆる幸せホルモンを測ることができると、腸内環境の状況がわかり、よいのではないかと思います。

ちなみに、セロトニン、ドーパミン、オキシトシンの測定自体は可能です。ただし、費用は検査の種類や提供する施設によって異なります。一般的に、これらのホルモンの測定は、特定の健康状態の診断や研究目的で行われることが多いものです。

具体的な費用や検査方法についてはまちまちなので、医療提供者や検査機関等に問い合わせをされることをおすすめします。

2章　まとめ
Chapter 2　summary

攻撃免疫が衰え
制御免疫が減ると免疫暴走に
免疫が暴走していても
痛くもかゆくもない
老化、肥満、血圧・血糖値の異常、
痛み、すべての裏に免疫暴走が

Chapter 3

倍速老化をいますぐ止めるために

さてここからは、現代人の体を静かに蝕む免疫暴走と、それによって引き起こされる倍速老化をどう止めるかの対策をお話ししていきましょう。

倍速老化を止める❶

体内に広がるゴミを減らす

免疫暴走を抑えるには、何を差し置いても体内のゴミを増やさないようにする必要があります。それには、まず過食や過度なアルコール摂取を控えることが効果的です。どちらも脂肪細胞を肥大化させ、体内のゴミを大きく増やしてしまうからです。

もちろん発生したゴミを体外へ排出することも大切です。それには適度な運動が効果的。体を動かし血流を上げることには、体内に滞ったゴミをゴミ処理場であるリンパ節へ押し流す効果があります。おすすめしたいのは1日8000歩程度のウォーキングです。運動習慣がないと大変に感じるかもしれませんが、電車通勤している方なら行きと帰りにひと駅分、十数分ずつ歩くなどで達成できるはずです。

あまりにハードな運動は免疫の力が落ちてしまうため、避けたほうがよいのですが、

1日8000歩程度のウォーキングなら何の問題もありません。筋肉を激しく損傷したり臓器に過度の負担をかけたりすることなく、全身の血流を上げられます。

そこまでの歩数が無理だったとしても、まずは歩く習慣をつけ、血流が上がる時間を積極的に増やすよう意識してみてください。

そして朝の歯磨きは「朝食後でなく起床後すぐ」が鉄則。**食べ物とともに歯周病菌を飲み込むと、体内のゴミを激増させ糖尿病やうつのリスクが高まります**。大げさでなく、朝食前の歯磨きを習慣にできるかどうかで人生が変わるとお考えください。

化学物質の摂取や利用をできるだけ減らしていくことも、ゴミ削減に有効です。ただ、身のまわりにあるものを挙げればキリがないですし、すべて排除できるものではないでしょう。それでも合成保存料、合成着色料、合成洗剤、合成肥育ホルモン剤などを極力摂取しないようにするだけで、体内に広がり続けるゴミは削減可能です。できることを一つでも見つけ、実践してみてください。

残留農薬については、アメリカでは、「Dirty Dozen」と「Clean 15」というリストが発表されています。これは、アメリカの環境保護団体が同国農務省（USDA）からの最新試験データを分析して毎年発表するもので、残留農薬が多かった野菜や果物12品目を「Dirty Dozen」、残留農薬の少なかった15品目を「Clean 15」として挙げています。

【アメリカで残留農薬が多く見つかった野菜や果物「Dirty Dozen」】

いちご、ほうれん草、ケール、ぶどう、もも、なし、りんご、ピーマン（唐辛子）、さくらんぼ、ブルーベリー、インゲン豆（残留農薬が多い順に記載）

【アメリカで残留農薬が少なかった野菜や果物「Clean 15」】

アボカド、とうもろこし、パイナップル、玉ねぎ、パパイヤ、アスパラガス、メロン、キウイ、キャベツ、すいか、マッシュルーム、マンゴー、さつまいも、グリンピース、にんじん（残留農薬が少ない順に記載）

日本には、このリストに相当するものはありません。ただ、残留農薬に関する情報は厚生労働省や消費者庁などによって提供されてはいます。農薬により収穫量が大きく増え価格が抑えられている品目もあり、お財布と相談しなければならない部分もありますが、こうした情報を意識した消費行動が増えれば、体への害が少ないものがより安く流通する状況をつくれるはずです。

倍速老化を止める❷

制御免疫を増やす

先のコラムでご紹介しましたが、じつは免疫細胞が攻撃免疫になるか制御免疫になるかは、そのときの周辺環境により、特に制御免疫はその傾向を強く持っています。つまり、暴走する攻撃免疫を止めてくれる制御免疫を増やせるかどうかは、体内環境をつくる生活次第ということになります。

では、どんな環境下なら制御免疫が増えやすいのでしょうか。

制御免疫は、何らかの新しい刺激が入ることで育っていくものなので、ここでは赤ちゃんに離乳食を与えるときのことを例にお話ししましょう。

1 多様な食材(自然物)を口にすると制御免疫が増える

離乳食で、赤ちゃんが食べたことのない食材をごく微量から与えていくのは、食べたことのない食材という「刺激」を少しずつ体内に入れることで、制御免疫を育てることにもつながっています。これは先にもお話しした「免疫寛容」というしくみで、新しい食べ物を、破壊し続けるべき「外敵」ではなく、制御しながら体に取り込むべき「食材」だと、少しずつ体に学習してもらっているのです。

たとえば生まれたばかりの赤ちゃんにアトピー性皮膚炎があった場合、アレルギーをおそれて卵を与えられない、という親御さんも多いと聞きます。

じつは**最新の科学的知見では、生後6か月から固ゆで卵を少量ずつ摂取させること**

で、子どもの食物アレルギーのなかで最も頻度の高い鶏卵アレルギーを8割予防できることが実証されました。具体的な発症確率はそれぞれの研究で異なるものの、早期に導入したほうがアレルギー発症のリスクは低くなる傾向にあるのです。

腸内には大量の免疫細胞が存在し、食べ物という「抗原」（食物抗原）とひんぱんに接触しています。この接触を通じて免疫細胞は「外敵でない」と学習するわけです。

食物アレルギーというのは、基本的にはその食材を体に入れて制御免疫を育てないと治りません。新しい食材という刺激を入れることで、その食材専用の制御免疫ができていくものだからです。ごく少量ずつからでも食べさせていくことが大事というのは、そのため。量をチェックしながら、まずはごくわずかな量をひと口食べさせ、2口、3口と徐々に増やしていく。3口で発疹が出たなら2口に戻す。そうやって様子を見ながら少しずつ食べさせていくわけですね。

これが、食物アレルギーの発症リスクを減らすための基本です。もちろん国のガイドラインなどに従いつつ、特に強いアレルギーが心配される場合は、そのお子さん自身の特性や家族のアレルギー歴なども考慮したうえで、医師や専門家に相談しながら進めていくのがよいでしょう。

ちなみに食物アレルギーが起きるかどうかは、その体の持つ個性のようなもの次第です。生まれつき多種多様な食材に制御免疫を備えた体もあれば、そうでない体もある。これは、人それぞれ得意な教科が違うようなものです。食物アレルギーがある、つまり苦手な教科があるとしても段階を踏んで学習していけばよいだけなのです。

オーストラリアで行われた実験では、オーストラリアに生まれ育った被験者が古くから食べているカンガルーの肉を食べたあとより、和牛を食べたあとのほうが炎症性サイトカインが多く出ていたことがわかりました。これは食べ慣れたものには制御免疫ができていることを示す一例です。

そして、じつは「体に合わない食べ物」を食べると、それを破壊するための抗体ができることもわかっています。もちろん抗体といってもウイルスなどが入った際にできるような強力なものではなく、弱い抗体です。この弱い抗体ができると何が起こるかというと、ちょっと体調が悪くなったりする。決まった食材などを食べて体調がおかしくなるとしたら、体内で抗体ができていることが考えられます。

大好きだけどじつは合わない、食べると体調が悪くなってしまう、または、いつもは大丈夫でも疲れたときに食べると体調がおかしくなってしまう、という食べ物もあるでしょう。これらも本人の好みとは無関係の「合わない食べ物」です。

制御免疫を育てるためには多様な自然物を口にしたほうがよいわけですが、もちろん無理してたくさん食べる必要はありません。食べておくにしても、適量に抑えることが大切です。

このようにして、新しい食べ物を食べたりしたときには、私たちの体内では抗体など攻撃をする免疫と、過剰な攻撃をしないようにそれを抑える制御免疫、両方がつくられているわけです。その割合が、これまでお話ししてきたようにおよそ9：1ということなのです。

2 多様な自然物に触れておくと制御免疫ができる

制御免疫は、さまざまな刺激が体に入って初めて生まれる。

これは食べ物（経口）だけの話ではなく、周辺環境（経皮）でも同じことが言えます。現代人の生活は除菌、除菌で、土に触れる機会がめっきり減りました。懐古主義者と言われてしまうかもしれませんが、私も私の子どもの世代も、もっとおおらかに土や昆虫などに触れており、アレルギーなども少なかったように思います。さまざまなものに触れているぶん、免疫がトレーニングされていたのでしょう。

実際、花粉症は都市部で生活する人のほうが発症しやすい傾向にあり、花粉の量がはるかに多い農村部で馬車を引いて農場で働いている人のほうが発症は少ないというデータもあります。

農村部での生活では家畜に触れたり土をいじったりすることで、雑多な刺激を免疫に与えられますし当然、花粉にも触れています。これによって制御免疫が生まれ、日ごろから適度な刺激が体に入ることで免疫のトレーニングもでき、制御免疫たちがきちんと稼動できるよう育っていくわけです。きれいすぎる環境では、制御免疫が育っ

制御免疫はこうして増やす

❶多様な食材を口にする

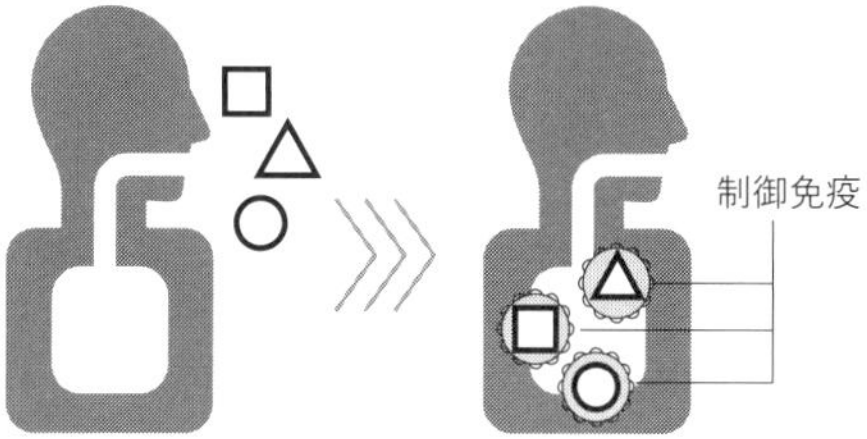

❷多様な自然物に触れる

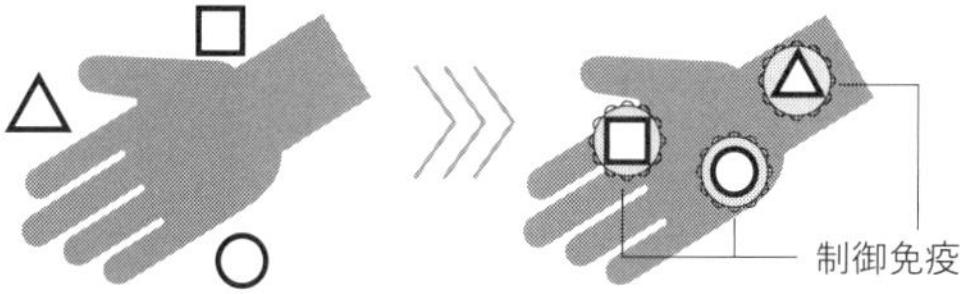

❸酪酸菌にたくさんつくらせる

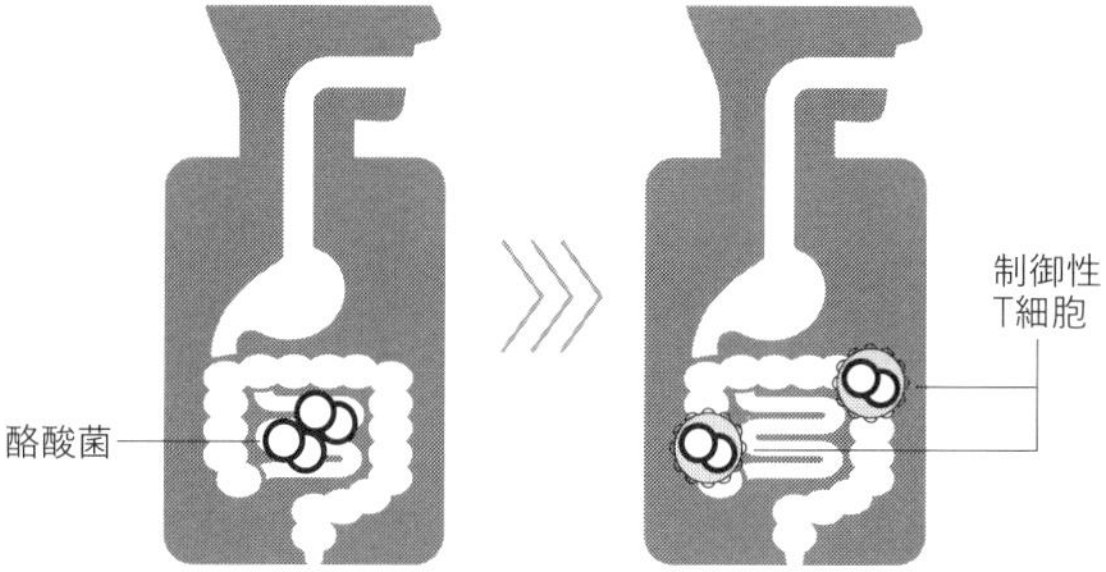

ていきません。もしくは、いてもトレーニングができておらず眠っているような状態なので、花粉でもPM2・5でも、ちょっと刺激が入っただけで過剰に反応してしまうというわけです。

花粉症などのアレルギーを治療する方法の一つに、舌下免疫療法というものがあります。これはアレルギーを起こすもととなる「アレルゲン」を体内に入れることで、制御免疫の主役である制御性T細胞ができるよう誘導しているのです。

倍速老化を止める❸

制御免疫を助ける

1 短鎖脂肪酸の酪酸をつくる

制御免疫が必要量生まれるかどうかは体内の環境次第ですが、なかでも免疫細胞の7割がいる腸内で「制御免疫をつくれ！」というスイッチを入れてくれる存在がいます。それが近年話題の「短鎖脂肪酸」の一つ「酪酸」です。

この名称はヨーグルトやサプリメントでよく目にするようになりましたが、じつは倍速老化を促しあらゆる病気を呼び寄せる免疫暴走を止める存在だからこそ、ここまで注目されるようになったのです。

短鎖脂肪酸は、その名のとおり「脂肪酸」の一種です。脂肪酸はいくつかの炭素が鎖のようにつながった構造をしており、なかでも炭素が6つ以下のものを「短鎖脂肪酸」と呼んでいます。私たちの腸内でつくられているおもな短鎖脂肪酸は、酪酸、プロピオン酸、酢酸の3つです。

このうちのプロピオン酸と酢酸も、免疫全体のバランスをよくしてくれるので大切ではあるのですが、特に重要なのは酪酸です。なぜなら、腸の内側を覆う上皮細胞の重要なエネルギー源となるうえ、**制御免疫の主役・制御性T細胞を生み出す指令を出す力が最も強いからです。**

この酪酸を唯一、体内で生み出すことができるのが「酪酸菌」という善玉菌です。酪酸菌は食べ物を分解することで酪酸を生み出す菌の総称。おもな酪酸菌を以下に示しますが、かなり専門的なので**「酪酸菌が制御性T細胞をつくってくれる」**とだけ覚えておいていただければ結構です。

【体内で酪酸を生み出すおもな酪酸菌】

❶ Faecalibacterium prausnitzii（フィーカリバクテリウム・プラウスニッツイ）
　腸内で最も一般的な酪酸菌の一つ。腸内を健康に保つのに重要な役割を果たす。

❷ Clostridium butyricum（クロストリジウム・ブチリカム）
　酪酸菌の代表的な種。

❸ Eubacterium rectale（ユーバクテリウム・レクターレ）
　腸内環境の改善を助ける。

❹ Roseburia属（ローズブリア属）
　特にRoseburia intestinalis（ローズブリア・インタスティナルズ）がよく知られている。

❺ Anaerostipes属（アネアロスティペス属）

❻ Butyrivibrio fibrisolvens（ブチリビブリオ・フィブリソルベンス）

乳酸菌のように食品から手軽に摂ればいいのですが、残念ながら酪酸菌を含むのはぬか漬けや中国・台湾の珍味「臭豆腐」くらいで、食品から摂るのは難しいのが現状です。でも、ご安心ください。私たちは、もともと腸内に酪酸菌を持っています。特に**日本人は欧米の方より酪酸菌を多く持っていると言われているのです。**

酪酸菌をどのくらい持っているかは、食生活や生活環境の違いによるところが大きく人種差もあります。それと、繊維質の多い伝統的な食生活を送っている地域の方は酪酸菌をたくさん持っている傾向があり、都市化が進み西洋化された食生活を送っている地域の方はあまり持っていません。

日本人は酪酸菌を多く持っているのですから、**ぜひ体内にいる酪酸菌たちを大切にし、上手に育てていきましょう。**

2 酪酸をつくる酪酸菌のエサを摂る

酪酸菌を育てるにはエサが必要です。彼らはそのエサを食べて酪酸を生み出すからです。そのエサとなるのが「発酵性食物繊維」。なんだか耳慣れない、という方も多いのではないでしょうか。

食物繊維は長いあいだ、水溶性食物繊維と不溶性食物繊維という区分けで語られてきました。「発酵性食物繊維」には水溶性食物繊維のものが多いのですが、なかには不溶性食物繊維のものもあります。そこで新たに「発酵性食物繊維」という区分ができたのです。「発酵性食物繊維」が含まれる食品には以下のようなものがあります。それぞれ種類ごとに成分名と多く含む食材を挙げましょう。

【発酵性食物繊維（水溶性食物繊維）】

β―グルカン　穀類（オーツ麦、玄米、大麦、全粒小麦）、菌類（きのこ、黒酵母菌、パン酵母菌）、いも類（こんにゃく）

ペクチン　果物類（キウイ、みかん、プルーン、いちご、レモン）、野菜類（モロヘイヤ）

難消化性オリゴ糖　豆類（大豆、あずき、ひよこ豆）

イヌリン　根菜類（ごぼう、やまいも）

アルギン酸　海藻類

【発酵性食物繊維（不溶性食物繊維）】

アラビノキシラン　穀類（オーツ麦、玄米、大麦、全粒小麦）

【発酵性食物繊維（デンプン）】

レジスタントスターチ　豆類（あずき、インゲン豆）、いも類（さといも、さつまいも）

これらを私たちが食べると、腸内の酪酸菌が大喜びで食べて酪酸を生んでくれるわけです。豆や根菜、海藻、きのこ、玄米など古くから日本人が食べてきたものばかりなので、老化の加速や大病を遠ざけたい方は積極的に取り入れましょう。

このように菌が食物を取り入れて、人体に有用な代謝物を生み出す過程を「発酵」と言います。

反対に毒素など人体に有用でない代謝物を生み出す過程が「腐敗」です。

冷やご飯には制御性T細胞を増やす驚くべき効果が

不溶性食物繊維のレジスタントスターチは「難消化性デンプン」と呼ばれ、腸の奥深くまでデンプンのまま運ばれます。ここに挙げた豆類やいも類にも含まれますが、ほかに「冷たいご飯」にも含まれる成分です。

昔は冷えたご飯もよく食べられ、江戸時代の庶民は朝に炊いた米をおひつに移し一日かけて食べていました。その後、保温できる炊飯器や電子レンジが普及したことで、すぐに温かいご飯が食べられるようになり、おにぎりやお弁当以外で冷たいご飯を食べる機会は減っています。この昔ながらの冷えたご飯が制御免疫をつくるうえではとても都合がよかったというのは、なんとも興味深い話です。

レジスタントスターチは特にわかりやすいですが、発酵性食物繊維には食物繊維のなかでも「消化されにくい」という特徴があります。これは大腸の最後のほうにたどり着くまで、腸内細菌によって発酵などされずに残っているということです。

腸内細菌には嫌気性菌（酸素を嫌う菌）と、好気性菌（酸素を好む菌）とがいて、酪酸菌は嫌気性、なかでも酸素が少しでもいると死んでしまう「偏性嫌気性菌」です。嫌気性のものには酪酸菌をはじめとした善玉菌が多く、好気性のものには悪玉菌が多く含まれます。

腸内でも、小腸には酸素がありますが大腸にはありません。そのため酪酸菌が棲んでいるのは大腸、しかもかなり奥のほうです。つまり、胃や小腸で消化されるものでは酪酸菌にまで届かないため、難消化性のものである必要があるということです。

3 制御免疫を増やすビタミンDを摂る

制御性T細胞をつくる際にはビタミンDが使われます。そのため制御性T細胞を増やすにはビタミンDを摂ることも大切です。また、ビタミンDには炎症性サイトカインを抑えて、「攻撃やめ！」のサインを増やすはたらきもあります。

ビタミンDは一般的に免疫力を高める栄養素として有名で、マクロファージなどの攻撃免疫を元気にするはたらきもあるのですが、それはあくまで全体的に免疫バランスを整えてくれるということで、攻撃免疫を優位にするわけではありません。ビタミンDが含まれる代表的な食材といえば、きのこ。**きのこ類には酪酸菌のエサとなるβ-グルカンも豊富ですから、制御免疫を育てるのに最強の食材とも言えます。**ほかにビタミンDが豊富な食材としては、以下などがあります。

【ビタミンDが豊富な食材】

サケ、サンマ、ブリ、マアジ、マイワシ、あん肝、シラス干し、卵

摂るべき食材ばかり多くて困る、という方は陽の光に当たるといいでしょう。ビタミンDは日光に当たることでも増えると言われています。紫外線対策をしながらも、ある程度は日光に当たりましょう。夏は5~10分程度、冬は30~40分程度の日光浴がおすすめです。夏の日差しは強烈で皮膚へのダメージも大きいため10~14時の時間帯

は避けてください。

日光を浴びるとビタミンDが増えるのは食材も同じで、たとえばしいたけでも、生よりは干ししいたけのほうが含有量は多くなります。ですから、天日干しした食材のほうが効率よく摂取できると言えるでしょう。

なお、ビタミンDは脂溶性で、水溶性ビタミンと違って余った分を尿などとともに排泄できないため、サプリメントなどで摂る際は用量を守るなど摂りすぎにも注意が必要です。

4 制御免疫の手伝いをするDHA、EPAを摂る

脳を活性化することで有名なDHA、血栓予防効果で有名なEPAですが、じつはこれらは制御免疫の仕事の手伝いもしています。たとえば傷ついた細胞を取り除くべく、攻撃免疫が破壊していたとしましょう。このときには炎症性サイトカインが出ています。破壊が終わると制御免疫が「攻撃やめ」の合図を出すわけですが、このと

きＤＨＡとＥＰＡも、その手伝いをしているのです。

ＤＨＡとＥＰＡは「抗炎症性脂質メディエーター」という物質をつくり出し、この物質には一度起こった攻撃反応にブレーキをかけて正常な状態に戻す作用があります。こうして過剰な攻撃が起こらないよう抑えているわけです。

それだけでなくＤＨＡとＥＰＡは、じつは細胞を修復させるときの材料集めもしてくれているのです。本当に頼もしい存在ですね。

ＤＨＡとＥＰＡは、マグロ、サンマ、サバ、イワシなどの青魚に豊富に含まれているので、ぜひ積極的に摂るようにしましょう。

5 体の「常在菌」を落としすぎない

倍速老化が気になる人は、できるだけ化学物質の使用を避けるべきと申し上げました。その意味からも、本当は入浴時に洗剤で皮膚や頭をゴシゴシ洗うのは避けたいところです。何人かの芸能人の方も石鹸や洗剤で体を洗わないことを明かしたように、むしろ自身の体の状態を踏まえてケアをすべきなのです。

おそらく彼らは、皮膚の状態を改善し体調管理をするうえで必要と考え、こうした判断に至ったのだと思います。

福山雅治やタモリは、なぜ石鹸で体を洗わないのか

私たちの皮膚には常在菌が棲んでいるという話は聞いたことがある方も多いのではないでしょうか。じつは常在菌は皮膚、腸管、口腔、鼻腔、生殖器など、体のさまざまな部位に存在し、私たちの健康に大きく寄与してくれています。

彼らがいることで腸内環境がよくなり、私たちの体を守るための抗体や制御性T細胞ができているのです。

ところが、石鹸やボディソープを使ってゴシゴシ体をこすると流れ落ちてしまいます。体の汚れの8割以上は、湯船に浸かるだけで十分に落ちます。免疫の状態を改善するためにも、40代からはあまりゴシゴシと皮膚をこすらず、常在菌がつくってくれる抗体や制御性T細胞を養生するのがおすすめです。

column

抗体には5つの種類がある

抗体は「免疫グロブリン」と言われ、IgG、IgM、IgA、IgE、IgDの5種類があります。これらはB細胞がつくっています。

このうち、皮膚や腸管など最も外側にいる抗体がIgAです。IgAは食物抗原や病原体、短鎖脂肪酸などのさまざまな刺激によって、腸管などの粘膜の表面で常時つくられているものです。つまり、特定の敵を狙い撃つためのオーダーメイドではなく、ある程度の敵をまずまずやっつけられる、大量生産型のラフな武器というイメージです。

ちなみに、外敵（抗原）に合わせて、まずオーダーメイドされる抗体がIgM、それをさらに研ぎ澄ましたものがIgGです。

IgEは、おもにアレルゲンや寄生虫に対してつくられる抗体。IgDはまだ不明な点も多いのですが、B細胞の表面に存在し、つくられ方も機能もほかの免疫グロブリンとは異なり、独自の役割を持っていると言われています。

6 酪酸菌が活躍しやすい腸内環境をつくる

酪酸菌にしっかり働いてもらい、腸に集まっている免疫細胞たちを元気に保つためにも、腸内の状態をよくしておくことは大切です。ただし腸内環境は、一つの菌をどうにかするだけで改善できるようなものではありません。酪酸菌は、自身が酸素のある環境下で生きられないこともあり、その周囲までも善玉菌にとって棲みやすい、酸素が少ない環境にしてくれますが、酪酸菌をはじめとした多くの善玉菌を守るには、酪酸菌だけでなく腸内環境全体を良好な状態に保つことが必要です。

ちなみに善玉菌とは、エサを食べて代謝（発酵）することで乳酸や酢酸など、人体に有用なものをつくってくれる菌のこと。代表格は乳酸菌、ビフィズス菌や酪酸菌です。逆に悪玉菌はエサを食べて人体に有害な腐敗物質を出す菌のこと。代表格はウェルシュ菌や病原性大腸菌、黄色ブドウ球菌などです。両者のあいだに日和見菌というグループがいて、善玉菌と悪玉菌、優勢なほうのはたらきを助けています。

腸内細菌は100兆個くらいいると言われ、その集団は腸内細菌叢、別名「腸内フローラ」と呼ばれるものです。腸内細菌というのは腸の中でバラバラに存在しているわけではなく、菌種ごとにまとまって、腸壁にびっしりすき間なく貼りつくように存在しています。その様子が、まるで品種ごとに花が植えられた花畑（フローラ）のように見えることから、腸内フローラと呼ばれるようになりました。

この花畑に植えられた花（腸内細菌）のおおよその分布は、出生直後から初期の数年間の環境に大きく左右され、おおよそ3歳までに成人と同様のパターンに定着すると言われています。

といっても大きくは変わらないというだけで、腸内環境に悪い食生活をしていれば悪い花（悪玉菌）が優勢になりますし、腸内環境に良い食生活をしていれば良い花（善玉菌）が優勢になりますから、やはり食事の内容は侮れないということです。

悪い食生活を続けていると、2章でもお話ししたように体の外（腸内）と体の中（血液）の関所である腸壁に穴ができ、悪い細菌などの病原体がどんどん入り込んでしまいます。実際、免疫暴走が起きている糖尿病患者の血中から大量の細菌、つまりゴミが見つかったという報告もあります。こうした状態では当然、腸内環境は悪く、酪酸菌をはじめとする善玉菌が生きにくい状態になっていたと言えます。

また腸内細菌は、ビタミンもつくってくれています。ビタミンK、ビタミンB_1（チアミン）、ビタミンB_2（リボフラビン）、ビタミンB_3（ナイアシン）、ビタミンB_5（パントテン酸）、ビタミンB_6（ピリドキシン）、ビタミンB_7（ビオチン）、ビタミンB_9（葉酸）、ビタミンB_{12}（コバラミン）――。**腸内環境をよくしておくことは名医がお腹の中に居てくれているようなもの**なのです。

後の章で詳述しますが、やせ効果のある腸内細菌、スーパーアスリートになれる腸内細菌、女性ホルモン様作用を発揮してくれる腸内細菌などもおり、縁の下から私たちを支えてくれているのが腸内細菌です。ぜひ、こうした善玉菌が活躍できるよう、よい腸内環境を保っていただきたいと思います。

そのためには、発酵性食物繊維を食べるなど腸内環境がよくなる食生活や、きちんとした排便習慣をつけることが大切です。それと腸の蠕動《ぜんどう》運動は、自律神経のなかの副交感神経が優位になったときに活発になります。副交感神経はリラックスしているときや睡眠時に優位になるため、リラックスできる時間や良質な睡眠も確保できるよう意識しましょう。

7 乳酸菌を摂るときはエサを持たせる

酪酸菌のところでもお話ししたとおり、腸内細菌にきちんと働いてもらうには、菌やそのエサが、その菌の居場所まで届くことが重要です。

じつは話題の乳酸菌飲料などを飲んだとしても、乳酸菌が直接腸まで届くわけではありません。残念ながら、胃を通過する際に胃液でそのほとんどが壊されてしまいます。それを踏まえ近年、「胃酸で分解されない」「腸まで届く」と謳った商品が出まわるようになりました。

乳酸菌は腸まで届けば、確かにたどり着いた瞬間は腸内環境をよくしてくれます。ですから無意味というわけではありませんが、より高い効果を得るには菌がきちんと発酵できるよう、エサも入れておく必要があるのです。乳酸菌が元気に働けるよう、お弁当を持たせるようなものですね。

こうしたことから最近は「プロバイオティクス（善玉菌）」を摂ることに加え、「プレバイオティクス（善玉菌のエサとなる食物繊維やオリゴ糖）」を摂ること、また「シンバイオティクス（善玉菌と食物繊維の両方）」を摂ることが推奨されるようになりました。それぞれを含む、おもな食品は以下のとおりです。

【プロバイオティクス（善玉菌）を含む食品】
ヨーグルト、キムチ、味噌、納豆、酢漬け野菜、ケフィアなど

【プレバイオティクス（善玉菌のエサとなる食物繊維やオリゴ糖）を含む食品】
にんにく、玉ねぎ、バナナ、アスパラガス、全粒穀物、大豆など

なお乳酸菌については、植物由来のものは胃酸で壊されにくいことがわかってきました。いまは「植物由来」と謳った乳酸菌も多く出まわっていますから、こうしたも

のを取り入れるのもよいでしょう。

8 とにかく食物繊維を摂る量を増やす

ここで食物繊維が、いかに大事かということがわかる実験をご紹介します。

アメリカの一般家庭における加工肉を中心とした食事を、アフリカで生まれ育った人に2週間、食べてもらったところ、アフリカ人の大腸がんのリスクが大幅に上がりました。逆に、食物繊維が豊富なアフリカの食事をアメリカ人に2週間、食べてもらったところ、今度は大腸がんのリスクが大幅に下がったのです。

この実験は、イギリス・ロンドンのインペリアルカレッジにて、アメリカ人、アフリカ人、それぞれ20人ずつの協力を得て行われました。アメリカの被験者たちについては住んでいる場所などの詳細は不明ですが、アフリカの被験者はクワズールという南アフリカ共和国の農村に住んでいる方々です。

実験中の具体的な食事内容は、以下のようなものでした。アメリカ人は朝食にコーンフリッター・ほうれん草・赤ピーマン、昼食にはコーンドッグ・フライドポテト・

マンゴー、夕食にはトマト・オクラ・コーンマフィン・ささげ豆を食べました。

一方、アフリカ人は朝食に、ビーフソーセージ・パンケーキ、昼食にハンバーガー・ポテトチップス、夕食にミートローフを食べました。お互いに、これを2週間続けます。

ご覧いただいてわかるように、アフリカのような食物繊維が豊富な食事なら40代以降もさほど免疫暴走が起こらず、倍速老化もしていない可能性が高いでしょう。もちろんアフリカでも、西洋化に伴い食生活が変化しつつあります。それによってアフリカ人の食事が、今回の実験期間中に食べたようなアメリカ人の食事に近いものに変わってしまえば、大腸がんのリスクが上がることになるでしょう。

たった2週間で、ここまでの差が出たわけですから、食事における食物繊維の威力がどんなものかおわかりいただけるかと思います。

9 腸内環境をよくするために湯船に浸かる

倍速老化を防ぐための善玉菌を増やす方法は、ほかにもあります。それはズバリ体温を上げること。体温を上げれば血行がよくなります。もちろん、これが免疫細胞たちを元気にするわけですが、それ以外にも、じつは善玉菌を増やして元気にする効果まであるのです。

湯治の効果は広く一般に知られており、温泉などで温まり体温が40度を超すと、善玉菌が増え、はたらきも活発になって発酵が進むというデータもあります。逆に冷えると、悪玉菌が増えるというデータも。つまり、よい菌は温かい環境で増え、悪い菌は冷えた環境で増える、ということです。

さらに、40度のお湯に10分浸かると体温が1度上昇することがわかっており、そのとき免疫力はなんと数倍にまで高まるのです。反対に体温が1度下がると、免疫力は60～70％に落ち込みます。体温が35度以下になると、がん細胞が増殖することも近年の研究で判明している事実です。

倍速で老化したくない方は、ぜひ入浴時には5分でも10分でも湯船に浸かるようにし、体を温めていただきたいと思います。

ダルビッシュ有選手も実践する最高の入浴法とは

あらゆる面からメリットがあるということで、私がおすすめしたいのは「重炭酸」を使った入浴法です。メジャーリーガーのダルビッシュ有選手も、その効果を実感しているということで話題になりました。

血管で産生されるNO（一酸化窒素）には、血管を広げ血行を促す作用があるのですが、**重炭酸イオンには血管内皮細胞にNOをつくらせるはたらきがあります。つまり血液の通り道である血管を広げることで、免疫細胞の動きもよくなり、体内に生じたゴミの回収も進みやすくなるわけです。そこに、お湯の温度による温熱効果を加えることで、より血行は促進されます。**

炭酸水素塩泉の温泉に入るとビフィズス菌の一種が増えるという研究報告があるので、同じ成分である重炭酸を使った入浴法でも同様の効果が得られます。疲れのとれ方がまったく違うことを実感いただけるでしょう。

重炭酸イオンは、浴槽に入れるだけでいいタブレット型のもの（「入浴剤ホットタブ」など）が市販されていますが、原料は身近なものなので、ご家庭で自作することも可能です。

必要なのはクエン酸と重曹だけ。クエン酸も重曹も肌に触れるものなので、工業用・食用・薬用と3つあるグレードのうち、食用か薬用をお使いください。分量は、クエン酸1に対し、重曹1・3です。200ℓ程度の一般的な浴槽であれば、だいたいクエン酸 200g：重曹260g程度、炭酸が強めなのがお好きな方は、クエン酸300g：重曹390g程度がよいでしょう。

つくり方としては、まず先にクエン酸をお湯に入れてよく混ぜ、その後、重曹を入れてよく混ぜます。これだけで完成です。ただし手づくりの場合、素材などの関係で効果が薄れてしまう側面もあります。より高い効果を求めるなら、市販のタブレットなどをご購入いただくほうがいいかもしれません。

倍速老化を
いますぐ
止めるために
Chapter 3

免疫細胞やホルモンは腸の中でもつくられる

免疫暴走を止めるために働く腸内細菌の説明をしてきましたが、本章の最後に腸内細菌がいかに私たちに大きな影響を与えているかがわかる話を、いくつかご紹介しましょう。じつは腸内細菌は、性格にまで影響を及ぼしています。

無菌室と普通の環境で育てたマウスを比較した実験です。無菌室のマウスは体に菌を取り込む機会がないため、腸内細菌がまったく育っていませんでした。

当然、このマウスには制御性T細胞も育っていません。一方、普通の環境で飼われたマウスは細菌やウイルスを自然に取り込むため、制御性T細胞がきちんとつくられていました。

また、無菌室で育ったマウスはキレやすい、という実験結果もあります。腸内細菌

制御性T細胞は菌やウイルスが育てる

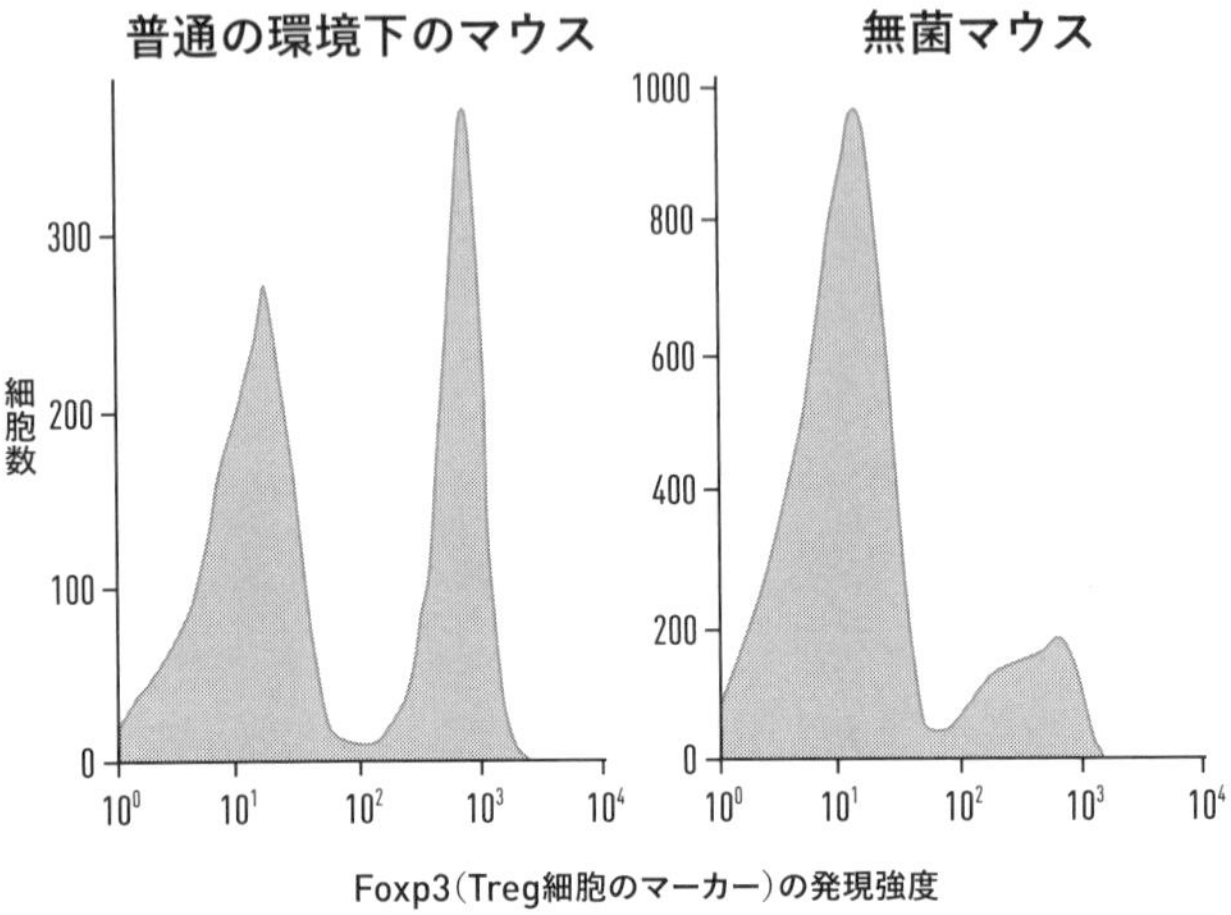

"Induction of colonic regulatory T cells by indigenous Clostridium species"
(常在クロストリジウム属菌による大腸制御性T細胞誘導)
doi: 10.1126/science.1198469

普通の環境下のマウスは細菌やウイルスへの感染などにより
制御性T細胞がたくさんつくられる。
一方、無菌マウスは無菌状態ゆえ
細菌やウイルスへの感染リスクがほぼゼロなので、
制御性T細胞が十分につくられない

には、精神を安定させるホルモンをつくってくれるものもいますが、無菌状態ではそれらが得られないため精神が安定しないのでしょう。比較対象とされた普通の環境で飼われたマウスの性格は穏やかでした。驚くことに、この穏やかなマウスの便を無菌室のマウスに投与すると、性格が穏やかになったというのです。

あまりにきれいすぎる環境にいると制御性T細胞が育たなくなるため、問題だとお話ししてきました。いま世界中の、特に先進国と呼ばれる国々では、多くの人がこの状態で生きているのだと思われます。私が心配しているのは、日本においても、ここ30年ほどでキレやすい子ども、発達障害やうつ、心身症などを発症する子どもが大幅に増えていることです。

もちろんマウスの実験をそのまま人間に当てはめることはできませんが、こうした子どもたちの変化は、周辺環境がきれいになりすぎたことと無関係ではないように思います。やはり行きすぎた除菌・殺菌傾向は考え直すべきではないでしょうか。

腸内細菌がすこぶるいい人が多い職業とは？

人の世界に視点を戻してみると、最も理想的な腸内細菌を持っているのは、じつは僧侶、修行僧の方々です。

修行僧と言えば、非常に規則正しい生活で適度に体も動かし、集中し、瞑想もしている。食べ物においては、量はさほど多くなく、内容はいわゆる精進料理ですから、お粥に沢庵《たくあん》、最低限の野菜とタンパク質など、植物性のものを中心に、じつに質素なものしか摂っていません。それがある意味、日本人の免疫を考えると理想的なあり方ということになります。この生活を目指すのはなかなか難しいですが、頭の片隅にはとどめておきたいものです。

日本人の食事は戦後から現在までのあいだに、急激に欧米化しました。しかし、その前までは精進料理とまで行かずとも、それに近い食事をしていたわけです。江戸時代、日本にやってきたヨーロッパの方々は、質素な食事に比して日本人が随分元気で力もあるのを見て驚いたといいます。

飛脚が一日200㎞進み江戸から京都まで2日半で移動したという記録も多数ありますし、人力車は14時間走り続けたとか。それは肉を好むヨーロッパの人々からすると質素に見える食事が、食物繊維中心ゆえ非常に豊かな腸内細菌をつくりあげ、人体の持つ運動能力を十全に引き出せていたからでしょう。

当時の日本人の食事は、発酵食品や食物繊維がかなり豊富なうえ、抗生物質などもいっさい飲んでいませんから、腸内環境は現代よりはるかにいい人が多かったと思われます。江戸時代の食事や生活スタイルは、現代の腸内環境改善においても参考になる部分が多いのです。

幸せホルモンのもとも腸内細菌がつくっている

腸内細菌が、幸せホルモンとも呼ばれる「セロトニン」「ドーパミン」「β－エンドルフィン」の前駆体、つまりもとになるたくさんの物質をつくっているという点も見逃せません。

まずセロトニンは、興奮を抑えて心身をリラックスさせ、心を安定させるはたらきを持つホルモンです。このセロトニンのもとになるトリプトファンは、そのほとんどを腸内細菌がつくっています。そして、じつに95%ものセロトニンが腸でつくられ、脳では5%しかつくっていません。それでもこれまでは、腸にあるものが脳に行くことは絶対にない、と考えられてきました。

ところが、85ページでも触れたように酸素などの栄養素以外にも、血液脳関門を突破した炎症性サイトカインなどが神経に入っていることがわかってきました。これは体にとって悪い物質ですが、そういうことが起こり得るなら、よい物質が入っていく可能性だってあるでしょう。

また、95%ものセロトニンが腸でつくられているなら、それが脳に影響しないわけがないだろうと、近年では考えられるようになってきています。

そのほか、ドーパミンはやる気や集中力、オキシトシンは愛情や信頼感、β－エンドルフィンは「脳内モルヒネ」のような高揚感、鎮痛作用をもたらすホルモンです。

くわしい数値などはまだわかりませんが、これらのホルモンについても腸で前駆体を合成したり、腸内細菌が腸神経系を介して間接的に合成を促進したりしています。リラックスや安心感、集中力や信頼感、高揚感などを得るうえで、いかに腸が大切かもわかるでしょう。

腸と脳の関係は深く、腸を通っている「迷走神経」という太くて大きな神経は、脳と直結しています。そのためストレスがたまると食欲がなくなるなど、如実に影響が出るのです。腸管神経系という独自の神経ネットワークを持ち、幸せホルモンの前駆体もつくっている腸は「第二の脳」とも呼ばれてきましたが、そのはたらきの重要性から近年では「第一の脳」ではないかとも言われています。

実際、進化の過程においては脳より先に腸ができており、脳がない生物はいますが腸のない生物はいません。受精卵が細胞分裂を重ね、成長していく際にも、まずできるのは腸なのです。

それほどまでに重要な腸ですから、たとえば病気などで切除手術をするといった場合には、じつはそれなりに高いリスクを負っているということになります。これをきちんと理解している医師は、迷走神経などをしっかりと残して手術してくれる。そうすればラットの例のように感情に異常をきたすことなく、普通の生活に戻れるのです。ところが、そうした配慮をすることなく手術をすると、人が変わったのではないかと思うくらい性格が変わってしまうこともあるのです。

また、腸の機能が衰えれば、幸せホルモンの前駆体もつくりにくくなりますから、感動的な場面に出会ってもホルモンが出ず、あまり感動できないといった事態も起こりえます。手術にかぎらず、加齢に伴い感覚が鈍ってくるのは腸内環境が悪化していることも関係しているでしょう。

帝王切開の増加とともに子どもに増えた、ある疾患

近年はかつてより帝王切開での出産が増え、全出産の4分の1を占めるまでに至っています。これは「計画帝王切開」が増えたためです。計画帝王切開は出産日が前

もって決まっているため、妊婦さんやその家族も準備がしやすいという面はあるとは思います。しかし、何より医師がスケジュールを立てやすく、しかも保険適用なので勧めやすい。どちらかといえば医師にメリットが多いため、増えているのだと思えてなりません。

産婦人科医はお産という、時間がはっきり読めないものに対応する必要があり、業務が過酷なこと、訴訟リスクも高いことなどから成り手が不足しているという状況があります。計画帝王切開が増えた背景には、こうした事情も関係していると思われますが、それによる見過ごせない事象も増えてきているため、産婦人科医不足を解消するしくみを国は早急に考えてほしいと思います。

この帝王切開の増加とともに、いくつかの子どもの疾患が増えたと考えられるようになりました。それがアレルギー、神経発達障害、精神疾患、肥満などです。

これらは赤ちゃんが産道を通らないことが関係している、と私は睨んでいます。じつは経膣分娩では、赤ちゃんが産道を通るときに母親からたくさんの膣内細菌をもらっているからです。赤ちゃんは産道を回転しながら通り、最後は後ろ、つまり母親の肛門側を向いて出てきますが、これは母親から腸内細菌をもらうためだと言われています。

こうしたことから、**最近では帝王切開で生まれた赤ちゃんにも母親の膣液をわざわざガーゼに取って与えている**ぐらいです。人類が続けてきた自然の営みが、いかに理に適ったものなのかと驚かされます。

赤ちゃんに抗生物質を与えると肥満リスクが増大

先にも述べたように、腸内環境は3歳ごろまでに決まります。出産時に母親の産道からもらうほか、母乳、家族、3歳になるまでの生活環境などのなかからもらい、定着していくのです。

その意味で幼少期は、腸内環境を決める大事な時期だと言えます。たとえば、この時期に抗生物質を多用すると、腸内フローラのバランスが崩れて免疫系の発達が遅れ、免疫暴走を引き起こしたり食べ物からのエネルギーが吸収されすぎたり、食欲調整がうまくいかなくなったりするおそれがあります。実際、抗生物質を生後半年から1歳までのあいだに服用すると、7～10歳に肥満になるリスクが高いという論文も出ています。

ここでも、いかに腸内細菌が大事かがわかります。抗生物質の使用は慎重に行い、くれぐれも菌を粗末にしないようにしていただきたいと思います。

腸内環境は親子孫三代で定着してしまう

腸内細菌は、こうして親から子、子から孫へと受け継がれていくわけですが、もう一つ興味深い調査があるので、ご紹介しておきましょう。

マウスによる実験ですが、腸内環境に悪い食事をしてしまった場合に一代目（親）が途中で食事を改善すればまだよい状態に戻せる。二代目（子ども）でも、途中で食事を改善すればまだよい状態に戻せる。ところが、もし悪い食事を三代目（親、子、孫）まで続けてしまった場合、孫が食事を改善しても、もう腸内環境はよい状態に戻らない、ということがわかったのです。

これもまた、そのまま人間に当てはめてよいかはわかりませんが、一つの大事な示唆として、私たちは心に留めておくべきでしょう。

戦後、日本人の食事が急速に欧米化したことは先にも述べたとおりです。そこから考えれば、当時、若い世代だった方々のお孫さんたちが、現在の若年層ではないでしょうか。つまり、食生活を変えるなら、いまです。あくまで親子孫と三代続けて腸内環境に悪い食事を続けてきてしまった場合の話ではありますが、改善するならいまがラストチャンスということになるのです。

あなたの体内で最も多いのは誰の遺伝子か

あなたの体内で最も多い遺伝子は誰の遺伝子でしょうか。変なことを聞くと思われたかもしれませんが、考えてみていただきたいのです。

人の遺伝子の数は、約2・2万個です。では、腸内細菌はというと100万個もあるのです。約45倍ですね。

風邪などを引き起こす細菌やウイルスも遺伝子を持っています。こうした別の新しい遺伝子が入ってくると私たちの体は特に警戒し、攻撃免疫が働きます。

しかし腸内細菌は、自分以外の遺伝子が入っているのに「異物」として攻撃されません。考えてみれば、これはちょっと不思議なことかもしれません。

腸内細菌にそのようなことが起こらず、私たちと完全に共生しているのは、生命の起源、進化の過程にその理由があります。

腸内細菌は、ずっと昔から腸の中にすでにいました。じつは腸内細菌が人間をつくったと言われているくらいなのです。

腸を持っていない生物はいません。動物だけでなく、虫にも微生物にも腸はあります。まだ、くわしく分析されてはいませんが、おそらく、どの生物の腸にも腸内細菌はいると思われます。なぜなら、食べ物を食べれば必ず菌が体内に入るからです。つまり人間という生物が生まれるはるか昔から、あらゆる生物と菌は共生関係にあったのです。

人類の祖先が陸に上がれたのは共生できたから

もっと時代をさかのぼると、細胞のなかでエネルギーを生み出してくれるミトコンドリアも、そもそもは人間の内部にはいないものでした。もっとも、取り込んだのは人間ではなく、私たちの遠い遠い先祖なのですが。

私たちの先祖はもともと海に棲んでおり、海中から空気中に上がれるかどうかもわからなかった生物でした。空気中に上がるには酸素を取り込む必要があったからです。ミトコンドリアのもととなる生物は、酸素を使ってたくさんのエネルギーを生み出すことができる好気性細菌でした。これが「古細菌」に分類される何らかの単細胞生物内に取り込まれ、ミトコンドリアとなりました。こうして私たちの先祖は酸素をエネルギーとして使えるようになり、空気中でも難なく生活できるようになったのです。これは「細胞内共生説」と呼ばれています。

細胞がミトコンドリアのもとの生物とうまく共生できたおかげで人間の祖先が海から出られたように、さまざまな生物は腸の中に細菌を取り込み共生することで生きてきました。悪い細菌を取り込んでしまったものは死に、よい細菌を腸内に保有して共生してきた生物だけが生き残ってきた。そうして生き残ってみたら、なんと100兆個もの菌が腸内にいた、ということなのでしょう。そして、これは何も過去の歴史の話だけでなく、いまも悪い腸内細菌を保有してしまった生き物は免疫暴走を起こし、倍速老化をして早くに命を落としてしまうということです。

ほかの生き物と違い、私たち人間は知識を得て生活を選択することができるのですから、よい選択をしていきたいものです。

土にまみれた野菜を食べるべき本当の理由

最近、私が心配しているのは水耕栽培です。水耕栽培では土を使わず、化学肥料を与えて野菜を成長させます。それにより農薬を使う必要がないなどのメリットがあるのも確かですが、本当にそれでよいのかは疑問です。
野菜を食べることの意味には、ビタミンやミネラルのほか微生物を摂り、生物多様性を保つことも含まれているのだと、私は考えています。

土壌には乳酸菌、納豆菌、酵母菌、麹菌、リゾープス菌など、さまざまな菌や微生物がいました。それを人間が見つけて食べ物に入れたり、ぬか味噌をつくり出したりしながら豊かな食文化を築いてきたわけです。花粉症は、土や家畜に接している人には少ないともお話ししましたが、それらを考えると、やはり土から離れることの危険性を思わずにはいられません。

3章　まとめ
Chapter 3　summary

体内に生じる
大量のゴミを削減しよう
制御免疫を増やしつつ
養生してあげる
免疫細胞もホルモンも
多くは腸でもつくられる

Chapter 4

医師でない
からこそ語れる
医学の課題

新しい考え方を認めない「学会」という既得権益

糖尿病患者がこの50年間で50倍に増え、薬では治せていないというお話をしましたが、こうした状況に疑問と怒りを抱き続けてきたのは、私自身に苦い経験があるからです。その過程で、いま行われている治療の多くは間違いではないか、そう考えるに至りました。つまり対症療法ばかりで根本的な治療ができていないから、いつまで経っても治すことができない——。そう、考えるようになったのです。

外資系医薬品メーカーで私が開発したものの一つが糖尿病の診断薬だったので、よく知っていますが、毎年「これで糖尿病は治ります」と病院で糖尿病薬についての講演をし宣伝してまわるのは、当時どの製薬会社も同様に行っていたことでした。しかし糖尿病患者は一向に減らない。それどころか増えていく。なぜなのだろう、何かがおかしい。私は、たとえ薬で一時的にインスリンを増やしたとしても、糖尿病の根本的な治療にはなっていないのではないか、と考えるようになりました。

こうした思いは、それ以前から感じていた医療への疑問の積み重ねもあって出てきたものです。私は「同位体標識免疫定量法」を開発した、ロザリン・ヤローとソロモン・バーソンが来日した際にホルモンの研究・開発をする機会に恵まれました。以前から糖尿病患者の体内にインスリンが不足することは知られており、それならヒトのインスリンと構造が非常によく似たブタのインスリンを打てばいいのではないか——。そのころの医学界ではそう考えられ、治療にブタのインスリンが使われていました。

この治療法、最初はよかったものの、だんだん患者の調子が悪くなっていきます。なぜなのか。この疑問を解消すべく、ヤローとバーソンは「放射性同位体」を用いて検出しやすくしたインスリンを用意し、患者の血液に注射して調べていきます。

その過程で、**ヒトの血液の中ではブタのインスリンに抗体ができてしまうこと、その抗体がヒトのインスリンまで撃退していることを発見した**のです。構造が似ていても同じではありませんし、別の生き物のインスリンをそのまま使うのはダメということですね。これが「抗体を使えば抗原の量を測れる」という発見につながります。こうして二人は、世界で初めてインスリンの測定を成功させました。

ただ、**このことを証明した論文は、当時の糖尿病学会からは認められませんでした。理由はシンプルで、当時の学会の主張や考えと合わないものだったからです。**ヤローは1977年に「同位体標識免疫定量法」の発見によりノーベル生理学・医学賞を受賞しましたが、発見から25年の歳月を必要としたのは学会の影響が大きかったのではないかと私は思います。


この測定方法はホルモンなど、ごく微量なものまでうまく測定できるため、さまざまな病気にかかっていると現れる兆候を示す「マーカー」検査に使われています。私も、ホルモンの測定は基本的にこの「同位体標識免疫定量法」で行っていたため、抗原や抗体はつねに身近な存在でした。そのため免疫というものについて考える機会も当時から多かった。

そうした経緯もあり、より免疫について学ぶために、社内で行っていた最先端の研究・開発を大阪大学老年病医学講座研究生として継続し、1987年に同大学で医学博士を取得しています。

なぜ抗がん剤治療後すぐ亡くなる方が多発したか

その後、私が研究・開発に携わったのはB型肝炎のマーカー測定でした。B型肝炎は血液や体液を介して感染する病気で、輸血や注射針の使いまわしなどによる集団感染や、出産時の血液からの母子感染といったケースが患者の多くを占めています。

このB型肝炎マーカーを開発してしばらくしたころ、B型肝炎に関連した、じつにおそろしい事例をいくつも目にすることとなりました。

それはB型肝炎ウイルスに感染したことのある方が、がんを患って抗がん剤治療を始めると途端に亡くなってしまうケースが多発したことです。なぜかと考え抜き、研究を重ねるなかわかったのは、**B型肝炎に一度かかると症状が治まっていてもウイルスはずっと体内に残り、免疫がずっと戦っている状態にある、**ということでした。

そのため**抗がん剤治療によって免疫力が抑えられると、B型肝炎ウイルスに勝てな**

くなって一気にウイルスが増え、それにより命を落としてしまう。つまり、がんで亡くなっているのではなく、B型肝炎ウイルスの再燃による「劇症肝炎」で亡くなっていたのです。

抗がん剤治療には、骨髄の機能を低下させるという強い副作用があります。免疫細胞は骨髄から生まれており、抗がん剤を使うと特に好中球という攻撃免疫の一つが大幅に数を減らしてしまうことに。それでB型肝炎ウイルスに負け劇症肝炎という非常につらい状態になって、亡くなってしまうのです。

これは何もがんにかぎらず、免疫力を抑える治療をする病気ではすべて同じことが言えます。リウマチや膠原病、バセドウ氏病などの自己免疫疾患も、です。

この事実に気づいた私は全国の病院を訪ね、講演をしてまわりました。バカにされたり聞く耳を持ってもらえなかったりした回数は数えきれません。しかし治療の途中で患者が突然亡くなってしまい、なぜなのかと疑問に思っていた医師の方や、このような事例で1億円、2億円という賠償金を支払っていた病院では「そういうことだったのか」と納得してくださる方も出てきて、少しずつ理解が浸透していきました。

そうして1993年、やっと厚生省（現・厚労省）が「B型肝炎治療ガイドライン」を策定するに至ったのです。これにより、抗がん剤治療を行う前にB型肝炎の感染があるかどうかをチェックすることが定められました。免疫抑制の治療を受ける際にはかならず、B型肝炎ウイルス感染の確認をしてもらいましょう。

事なかれ主義を一変させたのは地道な講演

その後、C型肝炎のマーカー開発も行いました。C型肝炎は1990年当時、毎年4万人もの方が輸血などによって感染していました。しかしマーカーを完成させた当時は、厚生省からも血液センターからも要らないと言われます。このときも、まず講演から始めました。

最初の聴講者はなんと1人。それでも私が動かなければ毎年数万人が感染する現象が止まることはない。ノーベル賞にたどり着いたヤローとバーソンのように、私は自分の仮説を信じ貫くことを決意します。そこから地道に聴講者の数を増やし普及に努めた結果、現在ではB型肝炎と同じ、年間1000万人ほどで測定されるようになりました。記者会見で「これでC型肝炎ウイルスによる輸血後感染はゼロになります」と言ったときには「それは言いすぎだろう」と猛反発を受けましたが、いまでは実現されています。

C型肝炎では、ウイルスが肝細胞に入り込んで増殖すると、攻撃免疫がそれを破壊し、結果的に肝細胞自体も破壊してしまいます。それが長引くと肝硬変、肝臓がんに。怖いのは、あまりはっきりとした症状が出ないため、知らぬ間にかかって感染が続いていたというケースも多いことです。そのため**C型肝炎にかかると、多くの方が30年後くらいに肝臓がんにかかってしまう**のです。ただ、これほど長期だと因果関係は見えにくく、医師も気づくのは難しかったと思います。

C型肝炎患者が出ているあいだは肝臓がん患者も減らなかったのですが、マーカーの導入により肝臓がんの発生を抑えられたため、他のがんの患者数が増えるなか肝臓がん患者は大幅に減りました。

B型肝炎もC型肝炎も、40歳以上に多く見られる病気です。いずれも40歳以上であれば、5歳の区切りごとに自治体で検診が受けられるので、一度も受けられたことのない方は受診をおすすめします。

最新の研究こそどんどん研究室の外に出すべき

その後、今度はエイズのマーカーを開発することになりました。エイズの正式名称は「後天性免疫不全症候群」で、免疫細胞にウイルスが感染することで免疫が破壊されてしまう病気です。標的となる免疫細胞は、T細胞の中のヘルパーT細胞やマクロファージ。ともに攻撃免疫の細胞です。エイズはまさに免疫が関係する病気で、免疫に現代医療の限界を超える可能性を感じていた私が、免疫の重要性について本格的に考え始めるきっかけとなりました。

しかし当時、免疫と言えば医学部の教科書に申し訳程度に載っているだけで、一定の用語だけ覚えておけば試験に合格できてしまうものでした。医学会では、その程度の位置づけだったため、免疫の本当に大事なことは到底わからないだろう、というのが私の正直な感想でした。

B型肝炎もC型肝炎も、もちろんエイズも免疫が関わっていたし、糖尿病は薬では治らなかった。腸内環境が悪くなるなどすると免疫がダメージを受けていることはわかっているし、多くの病気に何らかの形で免疫が関係しているのではないか——。

そんな思いもあり、私は免疫の研究を本格的に行うことを決めたのです。


ちょうどそのころ、メルボルン大学名誉教授のピーター・ドハティ先生とお会いする機会がありました。ドハティ先生は、攻撃免疫の一つである「キラーT細胞」がウイルスに感染した細胞を認識するしくみを明らかにし、その成果により1996年に共同研究者のロルフ・ツィンカーナーゲル博士とともにノーベル生理学・医学賞を受賞されています。

当時ドハティ先生は「免疫学というのは、研究室でちょこちょこやっていればいい学問ではない。みんなに知ってもらってこそ意味がある。だから、とにかく広く周知させることが大事なのだ」とおっしゃっていました。教科書的な免疫の知識しか知られていない現状を憂いていた私は、この強い思いに共感を覚えます。この言葉を受け、より多くの人にとって役立つ免疫学、多くの人が自分の健康を維持していくための、実践的な免疫学を伝えていこうと決意を固めたのです。

人とのつながりこそが医療の未来をつくる

私が新卒だった当時の製薬会社における花形といえば、がんマーカーでした。がんは人が大勢亡くなる病気ですから開発が急がれ、会社も特に期待をかけていた分野です。対して私の行っていたホルモン測定は脇役もいいところでした。ホルモンの数値が多少上下したところで人の命に直結するわけではないため、花形でも何でもなかったのです。そんなわけで私の用意した実験材料も器具も、すぐにがんチームの人に使われてしまいます。仕方がないから彼らが使い終わったあと、洗って乾かして自分の実験を夜中にやる。そんなことを繰り返していたこともあり、正直「つまらないなあ」と思っていました。

ただ、ホルモン測定はあらゆる病気と関わっていたため、さまざまな分野における専門の先生方の話を幅広く聞くことができます。それは横断的に、この業界の現状を知ることにもつながりました。だからこそ見えてきたことも、あったように思うのです。さまざまな貴重な出会いに感謝しつつ、それらを無駄にしないためにも、私の知りうるかぎりのこと、1人でも多くの人の若さと健康に寄与することを伝えていきたい。それが自分の使命ではないかと考えています。

症状をしのぎたい患者と売上が必要な医療の共依存

こうした経緯で私は、いま行われている治療の多くは間違いなのではないか、とい

う思いをより強くしていくようになりました。対症療法ばかりで、その場その場に出てくる悪い部分だけを治せばいいという考え方になっている。だから根本治療ができていないのではないか……。

もちろん、そんな治療ではなく、本当の意味での治療をしている医師がいらっしゃるのは事実です。しかし、製薬会社が一時的に症状を止める薬を多数開発し、その売上金額が飛躍的に伸びている現状を見るにつけ、患者が欲しがる一時しのぎの薬を、その場主義的に処方する治療のほうが、医療の現場ではまだまだ主流であると感じざるをえないのです。

大切なのは不調のおおもとです。突き詰めると、それが免疫なのです。

当時はまだ医学界に「免疫暴走」（つまり「慢性炎症」）という概念はなく、私自身もそこまでの言語化はできておらず「免疫崩壊」と表現していました。それが医学業界全体でも急速に研究が進み「慢性炎症」という言葉に集約されるようになったのは、この10年くらいのことです。

どんな病気も裏には免疫暴走が潜んでいて、そこに手を打たないかぎり治らないのです。

すぐ効く薬を出すのが果たして名医なのか

アレルギーを抑えるのに、よく使われるのがステロイド剤です。ステロイドには、細胞内で炎症に関与する遺伝子の発現を調節するはたらきがあり、そのため結果的に免疫が抑制されます。ステロイド剤を内服すると骨がもろくなる副作用があると言われるのは、骨形成が抑制され、骨の若返りシステムが機能しなくなるからです。また、腸からのカルシウムの吸収も抑えるため、骨密度も低下させてしまいます。

もちろんぜんそくの発作など、緊急時をしのぐためであればステロイド剤の使用は必要です。しかし体を守る免疫が抑制されてしまうわけですから、老化も病も進行しますす。長期の使用は避けたほうがよいのです。アレルギー治療以外にも、ステロイドはかなり多くの薬に入っているため、処方された治療薬をよく確認することをおすすめします。

そうはいっても花粉症などでつらい症状が出たら、やはりすぐに効く薬を出してほしい。多くの人がそう思うかもしれません。たしかに目や喉があまりにかゆくて耐えられない、あるいは我慢できない痛みが続くのはキツいものですし、大事な用事があるときは症状を抑えたくなる気持ちもわかります。

ただ、そうなると、たとえ副作用があっても、その場でつらい症状を抑えるステロイドのような薬を出してくれる先生が「名医」と崇められるばかりです。薬を処方された側は免疫が抑えられ、体内では若返りシステムが機能しなくなり、別の病や痛みを抱えるリスクが高まるのですが……。

患者の健康を考えた医師ほど、

「花粉症は免疫が原因です。まずはそれを治しましょう」

などと言います。しかし残念ながら、根治まで時間がかかるため患者からは名医とは呼ばれにくい。免疫バランスを整えれば、つらいのは最初の数年で10年後にはきっと治っていきます。一方で、ステロイドを使用し続けた場合、10年後もおそらく花粉症は治っていないことでしょう。

こうした現状を変えていくには、その場主義で薬を出す医師を名医と考えないことです。また患者自身も、最初は大変でも、自ら根本治療を目指そうと考えることが大事なのではないでしょうか。こうした意識の改革が、世の中をよりよく変える力になります。

抗がん剤の副作用はがん、がまかり通る不思議

抗がん剤は骨髄の機能を低下させ、攻撃免疫のうち好中球の数を大幅に減らしてしまうとお話ししました。がんは免疫暴走によって免疫がダメージを受けた状況で進行

するのに、さらに免疫に負担をかけるわけですから、おそろしいことです。

実際に、ひどいと言うべきかバカげていると言うべきか、抗がん剤の副作用の項目には「悪性腫瘍の再発」と書かれています。

抗がん剤は、もちろんがん細胞を殺すための治療薬ですが、がん細胞と一緒に正常な細胞もたくさん殺してしまう、まさに毒をもって毒を制する治療です。それによりり傷ついた細胞や死ぬ細胞も増え、免疫細胞の仕事が増えるうえ、免疫細胞自身もかなりのダメージを受けます。だから、がん細胞を殺せたとしても、またがん細胞ができてしまうおそれがある。それは「再発」なのか、新たにできているのか、もはやよくわからない状態です。

がんを早期発見し免疫暴走の程度が低い場合であれば、抗がん剤治療でダメージを負っても免疫細胞のほうが勝って元気になれる方もいるでしょう。しかし、免疫暴走状態にある方が抗がん剤で治療するのは、かなり危険です。ある程度のがんを殺せたとしても、もっと大変な状態になってしまうことが十分考えられるからです。

じつは抗がん剤治療で免疫力が落ちるのは、免疫細胞がダメージを受けるからだけではありません。他にもダメージを受ける存在はいて、その一つが腸内細菌です。免疫細胞たちの大事なパートナーである腸内細菌も、抗がん剤治療を行うとズタズタになってしまいます。

がんのおおもとには免疫暴走があり、行うべきは本来、腸内環境をよくし、免疫細胞たちを元気に働ける状態にさせること。ですから、これでは本末転倒ではないか、そう思わざるをえない面もあります。

がんの遺伝子検査の正解率はたった5%？

がん治療の一つに「遺伝子検査」というものがあります。これは、遺伝子の配列にがんの発症に関連する変化がないかを調べる検査です。発症しているのが対象のがんであるなど、いくつかの条件に当てはまる場合は保険適用ですが、自由診療の場合は20万〜70万円とも言われる高額費用が必要になります。

遺伝子検査には、一部の遺伝子を調べる「がん遺伝子検査」と、多数の遺伝子を同時に調べる「がん遺伝子パネル検査」があり、前者は数万円程度、後者は数十万円という費用がかかります。

がん遺伝子パネル検査は、基本的にがんを治療中の方に行っているものですが、自由診療も可能なため、なかには患者の不安につけ込み、さほど必要性のない方にまで、高額なこの検査が勧められているケースもあるようです。

ご両親のどちらかの遺伝子にがんの発症に関わる変化が見られた場合、それがお子さんに受け継がれる確率は50%です。ただし、がん患者全体で見ると、**遺伝が強く関わるがんは全体のわずか5~10%程度しかありません。つまり残りの90~95%の方は、生活習慣から免疫暴走状態に陥るなど、環境的要因で発症しています。**

そうなると、この検査は、がん家系であるなど発症リスクが高い状況であればそれなりに意味があるのですが、そうでない人にとっては、ここまでの費用を支払ってまです意味があるのか疑問を感じざるをえません。しかし、発症原因をすべて一緒くたにして「がんは2人に1人がかかる病気だから」などと言われると、多くの方は不安に感じ、受けてしまうのでしょう。

ほとんどの薬が抗体薬になりつつある理由

これまで広く使われてきた医薬品は、その多くが化学合成によって製造されたものでした。これらはウイルスやがん細胞などの標的以外にも作用するため、副作用が起こってしまうこともしばしばです。

これに対して「抗体医薬品」は、ウイルス感染細胞やがん細胞といった異物に対して攻撃免疫のB細胞がつくる抗体をコピーして増やすなどして、利用するものです。そのため副作用が少ないうえ、高い治療効果が望めると期待されています。

抗体医薬品の技術が生まれたのは1975年で、以降次々と生み出され、いまでは日米欧で100品目を超えるまでとなりました。日本では、がんをはじめ、リウマチ、ぜんそく、アトピー性皮膚炎、加齢黄斑変性症などに対応する、50種以上の抗体医薬品が厚労省の認可を受け、使われています。

近年、アルツハイマー型認知症の抗体医薬品も開発されました。アルツハイマー型認知症は、脳の中にタンパク質の不良品であるアミロイドβが溜まり、認知機能に障害をもたらす病気です。このアミロイドβは攻撃免疫にもなかなか壊せない。だから抗体をつくって破壊を助けてあげよう、というわけです。

ちなみに抗体は、外敵に対してだけ体内でつくられるものと思われるかもしれませんが、そんなことはありません。攻撃対象物を遺伝子解析し、それに反応する物質を突き止めれば、いまではコンピューターを介してつくれるようになりました。抗体もタンパク質なので、生身の体を通さずともつくることは可能なのです。

抗体薬には、人体がつくった抗体をコピーしてつくるものや、コンピューターを利用してつくるもの、攻撃対象物をマウスや大腸菌、タバコの葉などに投与して抗体をつくらせ、それを利用するものなどがあります。これらは、「生物学的製剤（バイオ医薬品）」とも呼ばれるものです。

近年、多くの薬が抗体医薬品になりつつあります。**それは免疫細胞たちの活動を助けていることにほかならず、つまるところ、免疫力が万能薬であることの証左ではないかと考えられる**のです。

保険診療の医師にとって免疫は「儲からないもの」

10年ほど前までは免疫の話をすると、まず「マユツバ」と言われたものです。ところが、いまではがん治療においても外科手術、抗がん剤、放射線、4番目に免疫療法が名を連ねるまでになりました。

また、治療が難しいとされていたリウマチや膠原病などの原因が免疫にあるとわかり、「攻撃やめ！」のサイン（抗炎症性サイトカイン）や制御性T細胞を薬に利用するなどして、治療に大きく寄与したといったことから、免疫に対する見方は少しずつ変わってきました。

しかし、医療の現場では免疫力を高める「指導」はできても「診療」は難しいのが現状です。

どんな医師が名医かというお話を花粉症の例でしましたが、こうした場面で「免疫暴走を解消しましょう」と言う医師がなかなか現れないのは、治療に時間がかかって嫌がられるだけでなく、お金にならないからという事情も大きいでしょう。

たとえば「制御性T細胞を増やすために、きのこを食べましょう」と言ったところで、医師は全然儲かりません。「食事の指導」ということで多少、国から支給される診療報酬のもととなる点数がつくことがあるかもしれませんが、病院の経営を維持できるほどではない。ですから従来の医学と免疫を共存させ最適な治療を模索するなら、診療報酬制度自体を見直していく必要もあると思います。

一薬一効果の縛りに奪われる最新医療の可能性

免疫に関しては、抗体医薬品など、いくつかの形でこそ薬は生まれていますが、もともと薬にするのが非常に難しいのが実情です。それは免疫のカバーする領域が広すぎて、データなどで因果関係を示すのが難しいからです。

薬というのは「一薬一効果」が基本で、つまり「これを飲むとこうなります」という「効能」の部分が1つでないといけない。

ところが免疫においては、たとえば発酵性食物繊維のβ－グルカンを摂ったときに期待される可能性のある改善点は、腸内環境の改善、免疫バランスの改善、流産の抑制、うつやアルツハイマー型認知症の改善など、挙げたらキリがありません。

薬の承認を厚労省から得るには、作用だけでなく副作用も提示しなければならないのですが、副作用には悪い作用だけでなくよい作用も含まれ、考えられるすべての作用を提出する必要があります。

また、体重あたりの用量の上限下限も示さねばなりません。しかし免疫は、その人その人の体内環境によって大きく左右されるもの。これは薬にもある程度言えることですが、免疫はその幅が薬よりはるかに広いのです。すべての効果を示すのが非常に困難だから、申請する医薬品メーカーがないのでしょう。

免疫力を高める薬があるとしたら、それは漢方に近いものかもしれません。新薬（西洋薬／化学合成薬）は基本的に「一薬一効果」でなければ承認が難しいのですが、漢方についてはそこまで厳しい基準ではありません。免疫のようにかなり効能が幅広く副作用も含めすべて挙げるのは難しいものの、東洋医学で何千年ものあいだ、また日本においても江戸時代から使われてきたという実績があるからです。経験値的なものとして蓄積された、それらの実例をもって承認しているということです。

それ以前に免疫を高めるのは、先の章で挙げてきたような食生活、生活習慣で十分にできます。正直なところ無理に薬を使う必要はないのです。

4章　まとめ
Chapter 4　summary

アレルギーもがんも、糖尿病も
免疫が関わっている
多くの薬が免疫に基づく
「抗体薬」になってきた
免疫は「治るけれど
儲からない」という構造が問題

Chapter 5

倍速老化を巻き戻す最新医学

Hot topic①

Chapter 5

医学の限界を突破する鍵を握る腸内細菌

人類は長いあいだ「感染症」と闘ってきました。

たとえば紀元前1157年死亡と推定される、古代エジプトのラムセス5世のミイラには、天然痘で起こるような症状の痕跡があります。もちろん実際、天然痘にかかっていたのかはわかりませんが、その可能性もあるということです。天然痘は、日本においては奈良時代に大流行し、以後も周期的に流行。15世紀にはコロンブスのアメリカ大陸到達によってアメリカにて大流行します。1980年になって、やっとWHOが天然痘の根絶を宣言しました。

ほかにもペスト、スペイン風邪、エイズなど、いつの時代もおそろしい感染症は定期的に流行し、近年では新型コロナウイルスによるパンデミックで世界が大混乱に陥ったのは記憶に新しいところです。細菌やウイルスが人類の誕生前からいたことを考えれば、人類の歴史が感染症との闘いになることは、ある意味必然だったかもしれません。

21世紀になり、感染症はなお大きな脅威ではありますが、いま最も多くの人の命を奪っているのは感染症ではなく、「非感染症」です。つまり免疫暴走が引き起こす免疫システムの崩壊から起きる病ということです。

平安時代中期に政権を握っていた藤原道隆や道長も糖尿病にかかっていたようですから、もちろん昔から非感染症はあったわけですが、現代ほど大勢の人が亡くなっている時代はありません。WHOの調査によれば、**全世界の年間死亡者5800万人のうち、4100万人、つまり71%が感染症ではない疾患で亡くなっている**ことがわかっています。

医学の進歩により、感染症の脅威をある程度コントロールできるようになった昨今、私たちは大幅に平均寿命を延ばすことに成功しました。しかし、せっかく延ばした寿命を、今度は自らの手で縮めている。生活の仕方に起因した免疫暴走によって自らを痛めつけ、倍速で老化させ、非感染症を呼び寄せているのですから。これを食い止めるためにできることは、一つ。免疫暴走を抑え、免疫システムの崩壊を止めることです。体内のゴミを減らし、腸内環境を良好に保つ。それしかありません。

こうした流れを受けて、医療をはじめさまざまな業界で免疫の大切さが見直され、再注目され始めています。製薬会社が懸命に投資し研究・開発を急いでいる分野も腸内細菌です。**腸内細菌がこれだけ私たちの健康を支えてくれていたとわかったのは、ここ10～20年くらいのことであり、その医学界におけるインパクトは、ワクチン、抗生物質に次ぐ「第3の衝撃」と言われているほどなのです。**ここからは、免疫や腸内細菌に関連する最新医療や最新技術について、ご紹介していきたいと思います。

「便移植」が超人をつくる未来

これまで腸内細菌が人の健康や寿命、性格まで決めること、腸内細菌の分布はおおよそ3歳までに決まること、腸内環境に悪い食事を三代続けると悪い腸内細菌の編成が固定してしまうことなどを、お話ししてきました。腸内環境が大事なのはわかったけれど、自分で大きく変えるのは難しそう、と思われたかもしれません。

じつは手っ取り早く腸内環境を改善できる方法があるのです。それが「便移植」です。便を、移植する?――。そう聞いて戸惑う方も多いかもしれませんね。そう、腸内環境のよい人から便をもらい、自分の腸内に移植するというものです。

便のドナーは通常18～60歳までの、慢性的な疾患や感染症がない健康な方とされます。また、肝炎ウイルス（A型、B型、C型）やエイズ、梅毒、寄生虫などがないこと、3か月以内に抗生物質を使用していないことなどが求められ、BMIも正常範囲内であることが望ましいとされています。提供された便は各種のスクリーニング検査を行い、移植して問題ないかを確認してから製剤として加工し、投与するという流れです。

また、移植を受ける方は移植前に抗生剤を服用し、自身の腸内細菌の量を極限まで減らします。そうして健康な人の便を移植することで、新たなよい腸内細菌を定着させるのです。

アメリカでは2022年にFDAが便移植を承認し、日本においても慶應義塾大学病院が最初に承認を取りました。そのほかにも千葉大学医学部附属病院、順天堂大学医学部附属順天堂病院、滋賀医科大学医学部附属病院、藤田医科大学病院、東京大学医学部附属病院、京都大学医学部附属病院、大阪大学医学部附属病院などで行われているようです。ただ「認可」でない場合は保険が適用されないこともあり、費用は130万～170万円程度と高額になるケースもあります。

確認されている効果としては、**FDAが最初に便移植を承認した疾患である再発性のクロストリジウム・ディフィシル感染症において、1回目の投与で81・3%、2回目の投与ではなんと93・8%もの治療効果を示したとされています。**

FDAは、薬の認可等においては、日本の厚労省以上に「一薬一効果」縛りが厳しいですから、これを認めたというのは結構大きなインパクトでした。逆に言うと、やはりこれまでの医療が限界に達しているということなのだと思います。

　現在、日本でも無認可も含めれば潰瘍性大腸炎、過敏性腸症候群、腸管ベーチェット病、偽膜性大腸炎などが対象疾患となっており、多くの病気の治療に使われています。最近、腸内細菌を使った医療技術や医薬品の開発を目的とした、日本初の「腸内細菌叢バンク」も始動したようです。


　便移植は将来的に、がん、糖尿病、精神疾患など、免疫暴走によって起こるさまざまな疾患も治せるであろうと期待が高まっています。

　アルツハイマー型認知症なども初期の段階なら治せる可能性がありますし、もちろん予防にもなるでしょう。実際マウスでの実験ではありますが、**老いたマウスに若いマウスの腸内細菌を移植すると、老いたマウスの認知機能が改善する**こともわかりました。脳の中で記憶を司っている部位「海馬」の神経系免疫である、ミクログリアなどの状態が、若いマウスのそれに近づいていたというのです。そう考えると、人間の脳における若返りも十分期待できるのではないかと思います。

抗がん剤の効く効かないも腸内細菌次第

がん免疫療法の一つに「免疫チェックポイント阻害薬」を使った治療があります。これは、攻撃免疫であるキラーT細胞の表面にある「免疫チェックポイント分子」に作用して、がんへの攻撃力を高めるものです。

攻撃免疫でも、がん細胞を攻撃できるのはナチュラルキラー細胞（NK細胞）とキラーT細胞（樹状細胞とヘルパーT細胞も協力）だけです。ナチュラルキラー細胞は自然免疫チームであり、誰からも指示を受けずとも単独で外敵を攻撃できます。一方、T細胞は獲得免疫チームであり、キラーT細胞は、樹状細胞から外敵（抗原）の情報をもらい、ヘルパーT細胞から「攻撃開始！」の指示をもらってからでないと攻撃できません。

これまで、攻撃免疫の「攻撃しすぎ」を抑えるために制御性T細胞などの制御免疫がいるというお話をしてきましたが、じつはキラーT細胞には、もう一つ攻撃を抑えるしくみが備わっています。それがキラーT細胞の表面にある「PD−1」という免疫チェックポイント分子です。「PD−1」には「Programmed death-1」、つまり、プログラムされた死（アポトーシス）を進めるための受容体（サインの受信器）という意味があります。

ここにサインが送られると、正常な細胞などを壊してしまったりすることがないよう、キラーT細胞は攻撃の手を弱めたり、ときには自ら死んだりするというわけです。またPD−1には、制御性T細胞のアポトーシスを抑制するはたらきもあります。

ちなみにPD−1は、キラーT細胞だけでなく、ほかのT細胞や一部のB細胞にもあり、マクロファージや樹状細胞にも発現することがあります。PD−1がこれらに備わっている理由は、やはり「攻撃しすぎ」を防ぐべく、制御がきちんと効くよう、ここでも調整をするためということです。

がん細胞がおそろしいのは、このＰＤ－１に「ＰＤ－Ｌ１」という刺激分子を送り、キラーＴ細胞に「サインを受信した」と思わせて攻撃を封じ込め、自分を守るように操るところです。このしくみが解明されてから、それならば、ＰＤ－Ｌ１がＰＤ－１にサインを送るのを阻害すればいいのだということになり、「免疫チェックポイント阻害薬」の開発に至りました。このＰＤ－１を発見したのが京都大学特別教授の本庶佑先生で、その功績から２０１８年にノーベル生理学・医学賞を受賞しています。免疫チェックポイント阻害薬の第１号は、日本で開発された「オプジーボ」です。

興味深いのは、このオプジーボの効き目が、持っている腸内細菌の違いによって変わってくるということです。２０１５年にシカゴ大学とフランスの研究チームがマウスを使った実験で、それを公表しました。

これを受け、実際にオプジーボを使っている患者の腸内細菌の調査が至るところで始まったのですが、高い効果を得られた患者ほど、腸内細菌が多様性に富んでいることや、治療の前後に抗生物質を使っているとあまり効果が得られないことなどがわかりました。オプジーボは免疫細胞に作用する薬ですから、やはり腸内環境のよい方のほうが免疫細胞たちも元気で、それゆえ、より高い効果を得られたのではないかと予測されます。

お薬手帳をきちんと使っていますか

なお、糖尿病薬「メトホルミン」の血糖値抑制効果においても、腸内環境のよい方のほうが高い効果を得られることがわかっています。

このように、**薬の効き目も腸内細菌次第であることがわかりつつある現在、お薬手帳に腸内細菌の情報を掲載しようという動きも出ています。**

糖尿病の新薬GIMMは腸内環境改善薬

近年、アメリカで開発された糖尿病の新薬「GIMM（ジム）」は、発酵性食物繊維の「β－グルカン」「イヌリン」と、抗酸化物質の「アントシアニン」を配合した薬です。

成分はどれもサプリメントとして売られているもので、腸内環境を改善することで糖尿病に効果が認められた、従来型の薬とは違った新しいアプローチの薬です。

この薬を飲んだときと飲まなかったときとでインスリン分泌量と血糖値の上昇率を比べると、飲んだときのほうが圧倒的にインスリンの量が増え、血糖値の上昇も抑えられていました。

じつは、食物繊維を摂って腸内細菌が短鎖脂肪酸を生み出すと「インクレチン」というホルモンが増えることがわかっています。インクレチンは、食事をすると腸から分泌され、すい臓でインスリンがつくられるように作用するホルモンです。つまり血糖値を抑えてくれるということです。

また、この薬で腸内環境がよくなり免疫力が高まることも確認できています。加えて名前こそ特定されなかったものの、血糖値のコントロールをしてくれている腸内細菌がいること、腸内フローラを改善すると血糖値が改善することもわかりました。

免疫暴走にも高い効果を示す糖尿病薬

腸内環境がよくなると血糖値が改善される理由も、免疫力が高まる理由も、皆さんはもうおわかりですね。腸内環境がよければ炎症性サイトカインが体内を駆け巡ることもないので、インスリンが効かなくなる現象を防げますし、免疫細胞たちに負担をかけることもありません。つまりは血糖値も下がり、免疫力も高まるということです。

腸内細菌に食物繊維を与えることは、まさに一石三鳥と言えるでしょう。

腸内細菌を調べれば太るか長生きするかわかる

肥満になるかならないか、持久力を持てるか持てないか、長生きできるかできないか、女性ホルモン様作用の恩恵にあずかることができるかできないか――。これらもまた、腸内細菌次第ということがわかってきています。一例をご紹介しましょう。

現代人に肥満が増えた原因まで腸内細菌？

飽食の時代と言われてずいぶん長い年月が経ちました。食べるものに困らない人が増え、それゆえ肥満も増えた。しかし私は、肥満が増えた原因はそれだけではなく、腸内細菌の編成が大きく関係しているのではないかと考えています。

戦後、食生活は急激に欧米化して肉が増え、簡単に食べられるようなものが増え、カロリーばかりで必要な栄養は摂れていない、何より食物繊維がほとんどない――そんな食事になっていきました。

それにより、私たちがかつて持っていたすばらしい善玉菌が急激に減り、悪玉菌が幅を利かせるようになってしまった。このような腸内環境の方が残念ながらかなりいらっしゃる。これが、肥満の方が増えた大きな要因だろうと推測しているのです。

こんな実験結果があります。

一方はやせていて、もう一方は太っている双子の姉妹の便を、それぞれ無菌状態のマウスに移植したところ、やせている人の便を移植されたマウスの体形は変わらなかったのに対し、太った人の便を移植されたマウスは太ってしまったのです。双子ということは、遺伝子は同じはず。ということは、やせるか太るかは遺伝子以上に腸内細菌が左右しているということです。

逆に、やせ効果が期待できる「やせ菌」と呼ばれる腸内細菌もいます。それが「バクテロイデス門（Bacteroidetes）」の菌です。やせている人の腸内にはバクテロイデス門の菌が多く、これらの菌は食物繊維を分解して短鎖脂肪酸を生み出し、エネルギー消費を助けていると考えられるのです。もちろん、酪酸という短鎖脂肪酸を生み出してくれる酪酸菌もやせ菌の仲間です。

そのほかに、善玉菌として有名なビフィズス（Bifidobacterium）菌、ラクトバチルス（Lactobacillus）菌、アッカーマンシア（Akkermansia muciniphila）菌などもやせ菌に分類されます。以上は日本人の場合で、欧米人の場合は、クリスチャンセネラ（Christensenellaceae）菌、フィカリバクテリウム（Faecalibacterium prausnitzii）菌、ローズブリア（Roseburia）菌などが挙げられます。

太るもやせるも腸内細菌次第、という未来が来るかもしれません。

身体能力を上げるアスリート菌の威力

スーパーアスリートになれる腸内細菌、というのも存在します。

2019年に行われたハーバード大学医学部のジョージ・チャーチ教授らによる研

究で、マラソンランナーの腸内には持久力を高める作用のある菌がいることがわかりました。それが、ヴェイヨネラ（Veillonella）属という種類の腸内細菌です。この腸内細菌をマウスの腸に移植したところ、移植していないマウスに比べトレッドミル運動において平均で13％長く走り続けたというのです。

そのしくみは、まだはっきりとはわかっていませんが、ヴェイヨネラ属の腸内細菌が生み出す、プロピオン酸という短鎖脂肪酸が鍵を握っているのではないかと予測されています。というのも、プロピオン酸をマウスの腸に投与したところマウスの持久力が上がったからです。

長時間、強度が高めの運動をすると私たちの筋肉には乳酸が溜まり、それは血液中にも流れて腸管上皮細胞から腸管内にも届きます。ヴェイヨネラ属は、ほぼ乳酸だけをエサにしてプロピオン酸を生み出す菌です。同じく短鎖脂肪酸である酢酸も生み出していますが、持久力に関係するのはプロピオン酸と考えられます。こうしたメカニズムで乳酸がプロピオン酸に変換されることで、私たちの持久力も上がっているのではないかと考えられるのです。

また、ヴェイヨネラ属の腸内細菌には炎症性サイトカインを抑えるはたらきもあることがわかりました。こうした影響も相まって、よりパフォーマンスが上がっているのかもしれません。

以上は海外の研究ですが、日本でも同様の研究が行われています。日本人の腸内においてはヴェイヨネラ属ではなく、ほかの腸内細菌が注目を集めました。慶應義塾大学先端生命科学研究所の福田真嗣特任教授らの研究グループは、**青山学院大学陸上競技部に所属する長距離ランナーの腸内フローラに、バクテロイデス・ユニフォルミス（Bacteroides uniformis）という腸内細菌が多いことを突き止め、その菌が多いほうが走行タイムが速い**という研究結果を発表しました。

この菌は、やはり短鎖脂肪酸の酢酸とプロピオン酸を生み出しており、海外の研究と同様に運動パフォーマンスの向上に寄与しているのではないかと考えられています。

また、この菌を増やす効果があるα－シクロデキストリンという発酵性食物繊維を、健康な成人男性に8週間摂取してもらったところ、エクササイズバイクで10㎞漕ぐのにかかる時間が有意に短くなり、運動後の疲労感も軽減したという結果が出たといいます。つまり腸内細菌で運動でのパフォーマンスも変えられるということなのです。

さらに、運動をするとこれらの腸内細菌が増えることもわかっています。こうした菌が増えてくれれば当然、老化速度は緩められますから、ぜひ、日ごろから少しでも運動する時間を増やし、若返りを図っていただきたいと思います。

ある腸内細菌がないとイソフラボンを摂っても無駄

大豆に含まれるイソフラボンというポリフェノールには、女性ホルモンの一つ「エストロゲン」に似た作用があると言われています。女性ホルモンに似た作用があるなら美肌効果も期待できるし、更年期症状の緩和も期待できるしと、摂取に努めている女性も多いと聞きます。

ところがイソフラボンを摂っても、ある腸内細菌を持っていないとその作用を得ることはできないのです。それが「エクオール産生菌」です。

イソフラボンは、腸内で消化されると糖が外れた「アグリコン型イソフラボン」になります。ここに含まれる代表的な成分が「ダイゼイン」「ゲニステイン」「グリシテイン」で、このうちのダイゼインを「エクオール産生菌」と呼ばれる腸内細菌が食べると「エクオール」という成分が生まれます。いわゆるエストロゲンに似た作用が得られる成分というのは、このエクオールのことなのです。

エクオール産生菌は、「ラクトコッカス20―92株（Lactococcus garvieae）」という腸内細菌です。じつはエクオール産生能（エクオールをつくり出す力）がある日本人女性は約半分と言われていて、欧米人女性ではもっと少なく20～30%。ところが日本人女性でも若い世代においては20～30%になってきているようです。これはやはり、食文化が大きく変わり大豆などの摂取量が減ったことと無関係ではないでしょう。

エクオール産生能は、エクオール産生菌がたくさんいるかどうかに加え、菌が活発に活動できる腸内環境かに左右されます。現在、産生能がないという方も、大豆製品を積極的に摂取したり腸内環境を良好に保ったりすると、産生能を上げられることがわかっているので、ぜひ食生活を見直してみてください。

Hot topic④
Chapter 5

IgAはあなたのことを何でも知っている

3章で、IgAというのは、いわば体の最も外側にいる、大量生産型の抗体だというお話をしました。目、鼻、腸などの粘膜や唾液に存在し、「粘膜免疫」とも呼ばれています。赤ちゃんがたっぷりよだれを出すのも、IgAを出して外敵から身を守るためです。

腸壁も外壁の一つ、しかも体内で最も大切な城壁になりますから、腸にはかなり多くのIgAが存在しています。そこで病原菌やそれらが代謝する有害物質などが侵入するのを防ぐなど、善玉の腸内細菌のような役割も担ってくれているのです。

このIgAからも、人体のさまざまなことがわかるようになりました。ここからは、新しい知見の例をご紹介しましょう。

アメリカでの実験ですが、唾液中のIgA量を定期的に計測したところ、上気道感染症（風邪）を発症する前は減少していることがわかりました。また疲労感と唾液中のIgA量との関連を調べたところ、疲労感が強いときほどIgAが低下していることも判明しています。なお、疲れると唾液中のウイルスが増えるという報告も。

疲れているときに風邪をひきやすいのは、多くの人の実感としてあると思いますが、IgAの量においても、それが証明されたということでしょう。

ウイルス感染する人、しない人を分けるもの

ストレスフルな環境や睡眠不足もIgAを減らす原因になります。また、ドライアイやドライマウスで目の粘液や唾液の量が減れば、やはりIgAも減ってしまいます。残念なことに、加齢によっても唾液中のIgAは減ることがわかっています。

唾液を増やすには、水分補給をこまめにしたり酸味のあるものを食べたり、ガムを噛んだりするのが効果的です。リラックスできる時間をつくるなどストレスを上手に

受け流したり解消したりすること、過度な飲酒を避けること、禁煙も効果があります。

また、人と話す機会が少ない人は、口パクでもよいのでよく口を動かしましょう。顔のいわゆる「エラ」部分を軽く引っ張り、その下にある舌下腺を刺激してあげるのも有効です。

唾液が減るとIgAも減り、ウイルスや菌が増えてしまいますが、**プロによる口腔ケアを受けたことで、インフルエンザ発症率が下がった**というデータもあります。

IgAを増やす方法もあり、その鍵を握っているのも、これまた腸内細菌です。酪酸菌などがエサを食べて生み出してくれる短鎖脂肪酸には、なんとIgAの産出量まで増やす効果が。つまり腸内環境さえよくすれば、IgAもたくさん分泌されるということですね。

入浴でも、体を温める効果と保湿効果によって粘膜が強くなり、IgAの量を増やすことができます。入浴は当然、血流アップなどにより免疫細胞たちを元気にし、免疫力を高めることにもつながるので、シャワーで済ませるのではなく、ぜひゆっくりと湯船に浸かる機会を増やしていただきたいものです。余裕のある方は3章で紹介した重炭酸浴をお試しください。

駅伝で失速する選手を見抜く方法とは

睡眠の質や量とＩｇＡ量に相関関係があるということは、逆に言うとＩｇＡを測れば、どのくらい良質な睡眠が取れているかがわかるということです。それは当然、体調にも直結するでしょう。

これを利用して現在では、駅伝のような当日の選手の体調で試合に出るかどうかが決まるようなスポーツ競技を行う前に、選手のＩｇＡが測られるようになっています。その結果を見て、監督は選手の編成を考えるというわけです。国際ヨットレース「アメリカズカップ」でも、クルーの編成を決めるために、ＩｇＡが測られたことがありました。

ＩｇＡの測定がスポーツ分野で注目されるようになったのは、１９９０年代から２０００年代初頭にかけてのこと。これは、免疫機能とアスリートのパフォーマンスの関連性が明らかになり、ＩｇＡがストレスや健康状態を評価するための重要な指標として認識され始めた時期です。この手法の進化により、現在では多くのスポーツチームや選手がＩｇＡ測定を利用するようになり、より効果的な健康管理とパフォーマンス向上を図っています。

なお、スポーツではありませんが、学生を対象とした試験前後のＩｇＡ測定でも、面白い結果が出ています。試験前には学生のＩｇＡが減り、試験後にはＩｇＡが大幅に増えていたのです。やはり、緊張の度合い、ストレスの度合いもＩｇＡの分泌量に大きな影響を与えることがわかりますね。

Hot topic⑤

Chapter 5

最注目の先端がん治療「光免疫療法」とは

がん治療の現場でも、免疫システムを利用した治療法が次々と開発されています。その最先端として現在、注目されているのが「光免疫療法」です。

がん細胞の表面には、がん細胞の目印とも言える、EGFR（上皮成長因子受容体）というタンパク質の突起物がたくさんついています。光免疫療法の薬剤は、このEGFRという抗原にくっつく抗体に、光に反応する物質をつけたものです。

この薬剤は抗体なので、投与するとやがて、がん細胞のEGFRにくっつきます。**抗原と抗体の関係はよく鍵と鍵穴にたとえられますが、まるで鍵と鍵穴のようにポコッとはまるのです。その状態で医療機器を用いてレーザー光を当てると、薬剤に含まれる色素が反応し、がん細胞の細胞膜だけを破壊できる**というわけです。

この薬剤は基本的に正常な細胞にはつかないので、レーザー光の照射によって正常な細胞がダメージを受けることはありません。そのため、抗がん剤のような強い副作用もなく、体に負担の少ない治療法だと言われています。

がん細胞の細胞膜が破壊されると、その細かな残骸が出るため周囲の免疫細胞がこれを見つけ、攻撃対象として認識し、きちんと破壊できるようになるのです。このように2段階でがん細胞を打ちのめすことができる点も、光免疫療法の優れた点です。

なお、この療法では、攻撃対象として認識した免疫細胞たちが抗体をつくり、それをもって全身を巡ることもできるであろうことから、転移がんにも有効なのではと期待されています。

42度から45度程度になるとがん細胞は死ぬ

インフルエンザなどのウイルス感染で高熱が出るのは、熱でウイルスをやっつけるためです。

インフルエンザなどのウイルスに感染するとT細胞、B細胞、マクロファージ、血管内皮細胞などから「インターフェロン」という物質が分泌され、発熱が促されますが、それは一般的な体温計で確認できる39度前後の熱でウイルスや細菌を死滅させることが可能だからです。

ケガをした部位が熱を持つのは、そこに免疫細胞たちを結集させるために血管が開き、血流量が増えるため温かくなるということもありますが、免疫細胞たちがケガによって入り込んだ細菌などを殺すために熱を上げるからでもあります。

がん細胞も高熱に弱いことから、温熱による治療法も行われています。じつは、高熱時に分泌されているインターフェロンには、がん細胞を殺す力もあるのです。そのため、がん細胞の温度を選択的に42・5度以上に上昇させ、死滅させるという温熱療法が開発されました。

このように、高熱にはウイルスなどの外敵やがん細胞を殺す、すばらしい力があるのですが、一方で気をつけなければならないこともあります。たとえばインフルエンザなどの場合、40度という高熱は体に負担が大きいという事実です。

発熱時に解熱させすぎると治りが遅くなる面がある一方で、子どもや高齢者など体力面に不安のある方々は、適宜解熱させることも選択肢に入れておくべきでしょう。

それゆえ、がんの温熱療法の場合も、がん細胞だけを選択的に温めるという技術が使われています。さらに、その周辺の正常な細胞も40度超に温まることから免疫力が高まると期待されているのです。


発熱は本来、外敵などに対する攻撃力を増すために免疫が起こしている自然な反応。意図的な体温の操作は当然ながら慎重に行う必要がありますから、適切な医療監視のもとで行うようにしてください。

近年注目されている、新たな不妊対策

私たちの体では、花粉など本来有害ではない自然物や食べ物に、むやみに攻撃反応が出ないよう制御免疫が抑えてくれています。それが免疫寛容というしくみでしたね。じつは女性が妊娠するときにも、このしくみがはたらいています。受精卵は半分が男性の遺伝子ですから、女性にとっては本来異物です。だからといって、もちろん免疫細胞に攻撃されてしまったら困りますよね。そこで制御性Ｔ細胞が「攻撃やめ！」のサインを出し、受精卵を守っているのです。

生まれる前から私たちを守ってくれた制御性Ｔ細胞

また、**制御性Ｔ細胞は妊娠期間中に、胎児から発現される父親由来の抗原を特例**

として認識し、それを長期にわたって維持し、父親が同じ場合の2回目以降の妊娠では、積極的に免疫寛容を発動させて妊娠を助けていることもわかりました。そのほかに、炎症反応を抑えたり子宮内の環境を調整したりして、流産の防止にとても重要な役割を果たしているのです。倍速老化に歯止めをかける制御性T細胞は、私たちが生を受ける瞬間から、すでに守ってくれていたわけですね。

ちなみに妊娠中は、攻撃免疫の力も半分程度まで落ちることがわかっています。攻撃免疫のナチュラルキラー細胞には、もともと攻撃力が強いタイプと弱いタイプがいるのですが、妊娠すると弱いタイプが子宮内に移動し、過度な攻撃が起こらないよう調節しています。このように、妊娠中は制御免疫が強くなるよう、じつに精緻なシステムが機能しているわけです。

ある研究では、**流産経験のある女性の子宮内には制御性T細胞が少ないことが確認されました。近年、不妊に悩まれる方は非常に多いようですが、その一因には制御**

性T細胞の減少があると考えられます。制御性T細胞がいないと、せっかく受精や着床が成り立ったとしても、攻撃免疫に「攻撃やめ！」のサインが出せず、受精卵が異物として排除されてしまう確率が高まるためです。

そこで私も、講演会などで繰り返しこのことを伝え、不妊で悩んでいる方には発酵性食物繊維を摂る、腸内環境に気をつけるなど、制御免疫が増える生活をしていただくようアドバイスしているのですが、それを実践していただいただけで見事妊娠し、無事ご出産されたといううれしいご報告を、いくつもいただきました。2人目、3人目とご出産された方も複数いらっしゃいます。

また、ペンギンの事例ではありますが、15年間産卵しなかった水族館の個体にβ－グルカンを摂取させたところ産卵し、無事ひなが孵《かえ》ったという報告もあります。β－グルカンは、免疫のバランスを整え総合的に健康状態をよくしてくれますから、動物の繁殖能力にもよい影響を与える可能性がある。それを示す事例の一つとして、たいへん興味深く思っています。

制御性T細胞が妊娠やその継続に果たす役割が注目され、こうした事例を踏まえ近年は不妊対策に利用できないかと研究が進められています。たとえば特定の免疫調節薬を使用することで、制御性T細胞の機能を強化し、流産リスクを下げる試みなどです。

さらに、3章でお話ししたとおり、ビタミンDには制御性T細胞を増やすはたらきがあるため、ビタミンD量の検査を行っているレディースクリニックもあるようです。

持っていると妊娠しやすい菌を知っていますか

「子宮内フローラ」という言葉をご存じでしょうか。妊娠には子宮内の菌の組成、つまり「腸内フローラ」ならぬ「子宮内フローラ」の状況も大事だと言われています。じつは持っていると妊娠しやすい菌というのがいて、それが「ラクトバチルス属」の菌です。

ラクトバチルス属の菌は善玉菌で、細菌性膣感染症や性感染症などを予防するはたらきがあります。通常、子宮内フローラ内は善玉菌が多くを占めており、善玉菌が90％以上を占めれば妊娠しやすくなるのです。ところが子宮内フローラが乱れ、ラクトバチルス属の菌が減ってくると病原体が入り込みやすくなってしまう。これを排除しようと免疫がはたらきかけることから、受精卵も一緒に排除されてしまうことがあるのです。

したがって妊娠率を上げるには、子宮内フローラを良好に保つことが大切です。

では、どうすればそれができるかですが、じつは子宮内フローラは腸内フローラと関係が深く、腸内フローラを良好に保つ食生活や生活習慣を維持していると、子宮内フローラも改善されることがわかっています。

腸内細菌がカバーしている領域は、このように非常に広いということです。

column

胎児も微生物に曝露されている？

かなり長いあいだ、胎児は無菌状態であると考えられていました。しかし最近の研究では、この考えが覆されつつあります。胎児は実際にはいくつかの微生物に曝露されている可能性があるということが示唆されているのです。

2014年のAagaardらの研究では、ヒトの胎盤に微生物が存在することが示されました。具体的には、胎盤の微生物群集が母親の口腔内微生物群集と類似していることが発見されたのです。

また、2016年のColladoらの研究では、羊水と胎盤において細菌の存在を確認し、これらの微生物が胎児の健康と発達にどのような影響を及ぼすかを探りました。

いずれにせよ人類は、胎児のころから細菌などの微生物と切っても切れない関係にあることがわかる、興味深い研究だと思います。

体についた微生物が病気の防ぎやすさを決める

腸内細菌は研究が進めば進むほど、その果たしている役割の大きさがわかり、研究者にも多大な驚きをもたらしています。

こうした経緯から2007年、アメリカの国立衛生研究所（NIH）は、腸だけでなく口腔、鼻腔、皮膚、泌尿器、生殖器などさまざまな組織にある微生物叢（マイクロバイオーム）を調べることを目的に「ヒトマイクロバイオームプロジェクト」を開始しました。マイクロバイオームの解明により、がんや各種の疾病との関連を探ることが、その目的の一つです。

そんななか2010年には、100人あまりの科学者らによる研究で、ヒトの消化器官に微生物約1000種の遺伝子約330万個があることがわかりました。ヒトの遺伝子の数は約2・2万個ですから約150倍にも相当し、その数からして事実上すべての微生物に相当するという驚くべき結果でした。

この研究でわかったことは、全体の約40％の人が同じ微生物を共有していたということ。と同時に、まったく同じ構成の人はいない、ということでした。

人類はどの人も99・9％同じDNAを持っていますが、マイクロバイオームはある程度の共通項があるものの、構成が同じ人はいません。

こうした結果を受け、人の感染症やそのほかの病気への罹患のしやすさ、体質などは、DNAよりもむしろマイクロバイオームによるところが大きいのではないかと考えられるようになったのです。

ゲノムマッピングとは、ゲノムの全体像を理解できるようにするため、その構成要素である遺伝子の地図（分布図）を作成することですが、それと同じようにマイクロバイオームのマッピングをすることが、現在、腫瘍学分野での世界的ブームになりつつあり、今後も注目の分野になることでしょう。

宇宙に行くなら腸内細菌を持参しなさい

現在、世界的な規模で宇宙開発がなされ、人類と宇宙空間との距離も縮まりつつあります。こうした宇宙開発分野でも腸内細菌は注目され、研究が進んでいるのです。というのも宇宙空間では体力の低下や骨量の減少、筋肉の萎縮など、加齢と同じような現象が急激に進むとされ、特殊な環境下におけるストレスや画一的な食事などの影響も加わり、免疫力が落ちると言われているからです。

国際宇宙ステーション（ＩＳＳ）に滞在する宇宙飛行士たちの腸内細菌を調べたところ、ＩＳＳ滞在中に彼らのマイクロバイオームが変化することや、宇宙飛行士同士の腸内細菌が似通うことなどもわかりました。

また、宇宙空間に他の生命体を見つけられていない現在、普通に考えれば宇宙は無菌状態ということになります。

地球上で私たちが腸内細菌から受けている恩恵については、これまでお話ししてきたとおりです。まさに私たちの体は腸内細菌がいてこそコントロールできているのですが、その恩恵にあずかることは宇宙空間では難しいため、体を制御できなくなるおそれもあるということでしょう。

こうした状況を受け、現在、宇宙空間に善玉の腸内細菌を持参することも検討されています。今後10年間で、その品目が決定されるとも言われ、これには地上での研究や試験飛行での実証実験も含まれます。そのときには当然、善玉菌（プロバイオティクス）だけでなく、善玉菌のエサとなる食物繊維など（プレバイオティクス）についても検討されることでしょう。

NASA、JAXA、ESAをはじめとする、国際的な宇宙機関や大学の研究機関がこの分野の研究を推進しており、今後も、宇宙環境における健康管理について新たな知見が続々と提供されるのではないかと思います。

15世紀末の大航海時代、ポルトガルが先陣を切り、ヨーロッパ諸国は海外進出を目指して大海原へと乗り出しました。この際の航海は3か月を超えることもあり、保存食だけを食べていた船員たちはビタミンC不足に陥り、壊血病を発症してしまいました。壊血病で命を落とした船員は200万人にものぼると言われています。

時代は進んで江戸時代の日本では、それまで主流だった玄米食が白米食へと変わっていきました。身分の高い人から庶民へ、また江戸から地方へと白米食が広がっていきます。このとき流行った、足元がおぼつかなくなるなどの奇妙な病は「江戸患い」と呼ばれていましたが、じつはこれがビタミンB_1不足によって起こる脚気《かっけ》でした。脚気はその後、明治時代初期にも、同じ食事を摂ることが多い軍隊などを中心に流行り、多くの命を奪っています。

そして現在、人類が宇宙へと飛び立とうとしているなか何が不足して大病が引き起こされるかを考えてみると、その筆頭が腸内細菌だということなのです。これを踏まえ、各種機関で、宇宙空間が宇宙飛行士の腸内環境や腸内細菌に与える影響などが研究されています。

人類にとっても腸内細菌などの微生物にとっても、宇宙空間で過ごすというのは未知の体験です。地球上での長い長い共生関係同様、宇宙空間においてもうまく共生関係を築きながら、人類が新たな一歩を踏み出せることを願っています。

腸内細菌でわかっていることは氷山の一角

これだけいろいろなことがわかってきている腸内細菌ですが、彼らは遺伝子の数にして100万個（人間は2・2万個）、個体数にして100兆個（人間は細胞数で37兆個）いることを考えると、まだまだこれは氷山の一角であると言わざるをえません。

健康状態にしても老化速度にしても、寿命にしても、こんなにも私たちの生活や人生が腸内細菌にコントロールされていたのだとわかって驚くと同時に、100兆個という数からは、もっともっとコントロールされているであろうという予測ができ、空おそろしいようにも、楽しみなようにも感じます。

きっと、よくも悪くも、私たちが彼らに操られている部分は、まだまだたくさんあるに違いありません。

人類のアップデートは腸内細菌が行ってくれる

人体が一つのハードウェアだとすると、腸内細菌をはじめとするマイクロバイオームはそれを機能させるOSなのかもしれません。そうなると、便移植はさながらOSのアップデートとでも言えるでしょうか。

幸せになりたい。

やせたい。

美肌になりたい。

いつまでも若くありたい。

だったら腸内細菌を入れ替えよう――。

そんな時代が来るのも時間の問題でしょう。便移植は、その手っ取り早い方法ではありますが、私たちは自分たちの食生活や生活習慣を変えることで、このＯＳをよりよいものに更新していくことができます。

自分の体というハードウェアを古びさせず、いつまでも元気に稼動させられるように、どうかあなたのＯＳをよりよいものへと更新し、頼もしい仲間である免疫細胞たちを大事にしてください。

そうして倍速老化を食い止め、心身ともに健やかな日々をお過ごしいただけたら幸いです。

おわりに

人類の平均寿命は、数百年前まで30年程度でした。つまり体にとって40代以降は余生のようなものです。しかし医学が飛躍的に進歩したことで、当たり前のように「人生100年時代」などと言われています。しかも、いまの中高年は、子どものころに見ていた中高年よりも驚くほど若々しいはずです。

こうして誰もが、若いころの延長で暮らしていても若く健康で長生きできると錯覚する時代になりました。もちろん、なかには生活を変えずに若々しく健康でいられる方もいらっしゃいますが、大多数の人にとっては残念ながら違う。だから世界中で多くの方々が動脈硬化や糖尿病をはじめとした非感染症に苦しみ、全人類の死因の7割にまで達したのだと思います。

本書では、その大多数の人の体に免疫システムの崩壊、つまり免疫暴走があり、それが体内を倍速で老化させ、突然の病や死に至らしめていると申し上げてきました。とはいえ免疫の全容は非常に複雑で情報量も多いため、本書では免疫システム全体の詳細な説明や、個々の物質や成分の名称などといった専門的な要素は極力入れず、倍速老化を理解するために必要な部分だけを厳選して、できるだけわかりやすくお伝えしてきたつもりです。

ご自身の外見や体調に異変が生じた、あるいは身近な人に何かが起きたら、

「免疫暴走が起きているな」

「体内のゴミを減らさないと」

「制御性T細胞を増やして元気にしよう」

などと思い至る一助にでもなれば、たいへんうれしく思います。そうした意識の変化を起こした方が増えてくれれば、きっと最新医学の知見と対症療法的な治療のあいだに存在する障壁が壊れていくはずですから。

もしかしたら私は、こうした障壁があることが許せない性格なのかもしれません。20代のころに感じた医師の専門分野ごとに存在する障壁、最新研究と学

会とのあいだにある障壁、新薬の認可における障壁、西洋医学と東洋医学のあいだにある障壁、エビデンス偏重で9割の人に効く方法のみ評価され残りの1割への理解が進まないという障壁……。それらを、どうすれば打破できるか考えているとき、そして議論するときは時間を忘れてしまいます。

そうした思考や議論の末に決まって行き着くのが「共生」です。

ウイルスや細菌を殲滅しようとすることで、免疫を訓練する機会を失い感染症に弱くなる。体を細分化して考える西洋医学を重視するあまり、全体をみる東洋医学を疎《おろそ》かにする。白か黒かだけに分けるような考え方で解決できることは、どんどん減ってきているように思います。

これからの世界で生じる問題の多くは、ときに曖昧と言われる私たち日本人に馴染み深い、共生という考え方が解決の糸口である気がしてなりません。互いにまったく異なるはたらきをする攻撃免疫と制御免疫が見事に共生し、人体を若返らせ病を遠ざけてくれているように。

最後までお読みくださり、ありがとうございました。

ほんの少し日常を変えるだけで体は変わります。

どうか、あなた自身の体が持つすばらしい可能性に気づき、それを広げる一歩を踏み出していただけたら、著者として、これ以上の幸せはありません。


本書の出版にあたり、サンマーク出版の小元慎吾氏とライターの山本佳津江氏には多大なるご尽力と惜しみないサポートをいただきました。お二人の協力がなければ、免疫の知見をこのような形の書籍にまとめ上げるプロジェクトを完遂できませんでした。

そして家族や友人をはじめ、私を支えてくださったすべての方々に感謝の意を表します。みなさまの励ましと理解が、本書の刊行に大きく貢献しました。

そのほか、本書に関わってくださったすべての方に心より感謝申し上げます。

飯沼 一茂

Chapter2

1 「国民健康調査 糖尿病1000万人超 過去最多」毎日新聞／2017年9月21日

2 Alexander Humberg1,2 & Ingmar Fortmann1 & Bastian Siller1 & Matthias Volkmar Kopp1,3 & Egbert Herting1 & Wolfgang Göpel1 & Christoph Härtel1,4 & German Neonatal Network, German Center for Lung Research and Priming Immunity at the beginning of life (PRIMAL) Consortiu、Preterm birth and sustained inflammation: consequences for the neonate、burg, Josef-Schneider-Strasse 2, 97080 Würzburg, Germany ／Published online: 13 July 2020 Seminars in Immunopathology (2020) 42(451–468)

Chapter3

3 Natsume O, Kabashima S, Nakazato J, Yamamoto-Hanada K, Narita M, Kondo M, Saito M, Kishino A, Takimoto T, Inoue E, Tang J, Kido H, Wong GWK, Matsumoto K, Saito H, Ohya Y.／Two-step Egg Introduction for preventing egg allergy in High-risk Infants with eczema (PETIT study): a double-blind, placebo-controlled, parallel-group randomised clinical trial／The Lancet, 2017,389(276-286)

4 Fatemeh Arya, Sam Egger, David Colquhoun, David Sullivan, Sebely Pal and Garry Egger Differences in postprandial inflammatory responses to a 'modern' v. traditional meat meal: a preliminary study／British Journal of Nutrition, 2010, 104(724–728)

5 Y Tanaka, H Nagashima, K Bando, L Lu, A Ozaki, Y Morita, S Fukumoto, N Ishii, and S Sugawara／Oral CD103－CD11b+ classical dendritic cells present sublingual antigen and induce Foxp3+ regulatory T cells in draining lymph nodes／Mucosal Immunology, 2017,10(79–90)

6 Calder, P. C. ／"Marine omega-3 fatty acids and inflammatory processes: Effects, mechanisms and clinical relevance. "／Biochimica et Biophysica Acta (BBA) – Molecular and Cell Biology of Lipids, 2015, 1851(469-484).

7 Serhan, C. N. ／"Pro-resolving lipid mediators are leads for resolution physiology."／Nature, 2014, 510(92-101).

8 Calder, P. C. ／"Omega-3 fatty acids and inflammatory processes: from molecules to man."／Biochemical Society Transactions, 2017, 45(1105-1115)

9 Stephen J.D. O'Keefe,Jia V. Li, Leo Lahti,Junhai Ou,Franck Carbonero,Khaled Mohammed,Joram M Posma,James Kinross,Elaine Wahl,Elizabeth Ruder,Kishore Vipperla,Vasudevan Naidoo,Lungile Mtshali,Sebastian Tims,Philippe G.B. Puylaert,James DeLany,Alyssa Krasinskas,Ann C. Benefiel,Hatem O. Kaseb,Keith Newton,Jeremy K. Nicholson,Willem M. de Vos,H. Rex Gaskins,and Erwin G. Zoetendal／Fat, Fiber and Cancer Risk in African Americans and Rural Africans／Nat Commun. 2015; 6: 6342.／Published online 2015 Apr 28.

10 Midori Takeda, Jungmi Choi, Toyoki Maeda, Shunsuke Managi／Effects of bathing in different hot spring types on Japanese gut microbiota／Scientific Reports 2024, 28 Jan

11 Atarashi, K., Tanoue, T., Shima, T., Imaoka, A., Kuwahara, T., Momose, Y., Cheng, G., Yamasaki, S., Saito, T., Ohba, Y., Taniguchi, T., Takeda, K., Hori, S., Ivanov, I. I., Umesaki, Y., Itoh, K., & Honda, K.／Induction of colonic regulatory T cells by indigenous Clostridium species／Science, 2011, 331(337-341)

12 守屋好文(NPO法人再生医療推進センター)「腸内細菌 5,000人のデータベースの構築薬の開発や病気の予防」

13 Ying Sun ,1,2 Peijun Ju,1,2,3 Ting Xue,1,2 Usman Ali,1,4 Donghong Cui,1,2 Jinghong Chen／Alteration of faecal microbiota balance related to long-term deep meditation ／General Psychiatry 2023;36(1-8)

14 S Kuhle, OS Tong, CG Woolcott／"Association between Cesarean Delivery and Obesity in Childhood: A Systematic Review and Meta-Analysis."／Obesity reviews, 2015、16,4,(295-303)

15 P. Bager, J. Wohlfahrt, T. Westergaard／Caesarean delivery and risk of atopy and allergic disesase: meta-analyses／Clinical & Experimental Allergy, 2008, 38, 4, (634-642)

16 Sevelsted A, et al.／"Long-term Impact of Cesarean Section on the Health of the Child."／Long-term Health, 2015, 16(1-10)

17 Cardwell CR, et al.／"Mode of Delivery and Risk of Developing Type 1 Diabetes in Children: A Meta-Analysis of 20 Observational Studies."／Mode of Delivery and Risk of Type 1 Diabetes, 2014, 22(361-374)

18 Xiaoqing Shao,Xiaolian Ding,Bin Wang,Ling Li,Xiaofei An,Qiuming Yao,Ronghua Song,and Jin-an Zhang／Antibiotic Exposure in Early Life Increases Risk of Childhood Obesity: A Systematic／Front Endocrinol (Lausanne). 2017; 8: 170

19 Ajslev TA, et al.／"Antibiotics in the first year of life and subsequent childhood weight gain: a cohort study."／International Journal of Obesity,2011, 35(38-43)

20 Schwartz BS, et al.／"Antibiotic use and childhood body mass index trajectory."／International Journal of Obesity, 2016, 40(615-621)

21 Gohir W, et al.／"Multi-generational undernutrition influences offspring microbiota and metabolism"／Gut, in 2015, 64, 3 (496-504)

22 Grissom NM, et al.／"High-fat diet-induced maternal obesity alters fetal hippocampal development and impairs cognitive function in adult offspring."／Psychoneuroendocrinology, 2015, 53(132-141)

23 Dunn GA, Bale TL.／"Transgenerational transmission of glucose intolerance and obesity by in utero undernutrition in mice."／Endocrinology,2009, 150(1793-1804)

24 Wang J, et al.／"Intergenerational transmission of dietary-induced obesity."／Molecular Endocrinology,2011, 25(791-801)

Chapter4

25 「がんと遺伝の関係性について」(公益財団法人がん研究会 有明病院サイト「がんに関する情報」2024年4月24日)

26 「(2)遺伝性腫瘍の原因」(「がん情報サービス」サイト「病名から探す:遺伝性腫瘍」)

27 Lynch, H. T., & de la Chapelle, A.／"Hereditary colorectal cancer."／The New England Journal of Medicine, 2003, 348(10), 919-932.

28 King, M. C., Marks, J. H., & Mandell, J. B.／"Breast and ovarian cancer risks due to inherited mutations in BRCA1 and BRCA2."／Science, 2003, 302(5645), 643-646.

29 Fearon, E. R.／"Human cancer syndromes: clues to the origin and nature of cancer."／Science, 1997, 278(5340), 1043-1050.

30 Kinzler, K. W., & Vogelstein, B.／"Gatekeepers and caretakers."／Nature, 1997, 386(6627), 761-763.

Chapter5

31 Noncommunicable Diseases (NCDs):Global Impact: NCDs account for approximately 41 million deaths each year, which is about 74% of all deaths worldwide.(World Health Organization (WHO)

32 Major Causes: The primary NCDs include cardiovascular diseases, cancers, respiratory diseases, and diabetes.(World Health Organization (WHO)

33 Premature Deaths: More than 17 million people die from NCDs before the age of 70, with a significant portion of these deaths occurring in low- and middle-income countries.(World Health Organization (WHO)

34 Van Nood E, et al.／"Duodenal infusion of donor feces for recurrent Clostridium difficile."／N Engl J Med, 2013; 368(407-415)

35 Villeda SA, et al.／"Rejuvenation of the aged brain and muscle by exposure to young systemic factors."／Nature Medicine, 2014, 20(659-663)

36 Chengwei Wu／Gut microbiota from young mice improves the short-term memory of aged mice.／Nature Aging, 2021, 1(139-151)

37 Sivan, A., Corrales, L., Hubert, N., Williams, J. B., Aquino-Michaels, K., Earley, Z. M., ... & Gajewski, T. F.／"Commensal Bifidobacterium promotes antitumor immunity and facilitates anti–PD-L1 efficacy."／Science, 2015, 350(1084-1089).

38 Routy, B., Le Chatelier, E., Derosa, L., Duong, C. P., Alou, M. T., Daillère, R., ... & Zitvogel, L.／"Gut microbiome influences efficacy of PD-1–based immunotherapy against epithelial tumors."／Science, 2018, 359(91-97).

39 Vétizou, M., Pitt, J. M., Daillère, R., Lepage, P., Waldschmitt, N., Flament, C., ... & Zitvogel, L.／"Anticancer immunotherapy by CTLA-4 blockade relies on the gut microbiota."／Science, 2015, 350(1079-1084).

40 Candida J. Rebelloa,b, Jeffrey Burtona, Mark Heimanc, and Frank L. Greenwaya／Gastrointestinal Microbiome Modulator Improves Glucose Tolerance in Overweight and Obese Subjects: A Randomized Controlled Pilot Trial／J Diabetes Complications. 2015 ; 29(8): 1272–1276.

41 TURNBAUGH Peter J.／An obesity-associated gut microbiome with increased capacity for energy harvest／Journal: Nature, 2006, 444(1027-1031)

42 Cristian G. Hernandez and Alexander H. Cameron／"Genomic and Metabolic Adaptations of Veillonella atypica"／Nature Microbiology,2019, 4(1687-1697)

43 Atsushi Higuchi／Bacteroides uniformis and its preferred substrate, α -cyclodextrin, enhance endurance exercise performance in mice and human males／Nature Metabolism, 2021, 3(879-895)

44 内山成人、上野友美、鈴木淑水（大塚製薬株式会社 佐賀栄養製品研究所）「新規エクオール産生乳酸菌のヒト糞便からの単離・同定」腸内細菌学雑誌21巻3号（2007年）

45 Lindsay M. Leonard,Mun Sun Choi, Tzu-Wen L. Cross／Maximizing the Estrogenic Potential of Soy Isoflavones through the Gut Microbiome: Implication for Cardiometabolic Health in Postmenopausal Women／Nutrients 2022, 14(3), 553;

46 Jing Lv, Shengkai Jin, Yuwei Zhang, Yuhua Zhou, Menglu Li,Ninghan Feng／Equol: a metabolite of gut microbiota with potential antitumor effects／Gut Pathogens,2024 16:35

47 Toshihiro Ushiroda／Optimal cut-off value for equol-producing status in women／PLOS ONE , 2018,Vol 13

48 Neville V, et al.／Effects of exercise on immune function and upper respiratory tract infection risk.／Med Sci Sports Exerc. 2008, 40(1228-36)

49 近藤一博「疲労のバイオマーカー：唾液中ヒトヘルペスウイルス6（HHV-6）」（『医学のあゆみ』Volume 228, Issue 6, 664 - 668（2009年））

50 Yoshihiro Yoneyama／Association Between Pneumonia and Oral Care in Nursing Home Residents／Journal of the American Geriatrics Society ,2008, 50(430-433)

51 Ali A El-Solh／Association Between Pneumonia and Oral Care in Nursing Home Residents／Lung, 2011, 189(173-180)

52 Reza Afrishama,b Mohammad Aberomandb Omid SoliemaniFarc Wesam Kootid Damoon Ashtary-Larkya,b Fatima Alamirie Sedigheh Najjar-Aslf Ali Khaneh-Keshif Sahar Sadegh-Nejadia,b／Levels of salivary immunoglobulin A under psychological stress and its relationship with rumination and five personality traits in medical students／Eur. J. Psychiat. 2016, 30, 1, (41-53)

53 Jared H. Rowe, James M. Ertelt, Lijun Xin,Sing Sing Way／Pregnancy imprints regulatory memory that sustains anergy to fetal antigen／Nature, 2012, 490(102-106)

54 Soo Hyun Ahn,Sean L. Nguyen, Margaret G. Petroff／Exploring the Origin and Antigenic Specificity of Maternal Regulatory T Cells in Pregnancy／Frontiers in Immunology, 2020, 11,17452020

55 Claudia Gabriela Rueda, Petra Ruedl, and Thomas B. Huber／Exploring the Origin and Antigenic Specificity of Maternal Regulatory T Cells in Pregnancy／Nature Medicine , 2012, 18(1028-1034)

56 Alexander G. Betz／Tolerating pregnancy／Nature 2012,490(47–48)

57 井上美紀、進藤英朗、山内康弘、飯沼杏平、森本大介、立川利幸／学会発表「黒酵母βグルカン投与によるマカロニペンギンの産卵誘発」(2019年2月27～28日 第2回水族館研究会)

58 Scand. Møller BR, Kristiansen FV, Thorsen P, Frost L, Mogensen SC／Sterility of the uterine cavity／Acta Obstet Gynecol. 1995 , 74(216-9).

59 Franasiak JM, Werner MD, Juneau CR, Tao X, Landis J, Zhan Y, Treff NR, Scott RT／Endometrial microbiome at the time of embryo transfer: next-generation sequencing of the 16S ribosomal subunit／J Assist Reprod Genet. 2016 ;33(129-36).

60 Carlos Simon, Jose Bellver／Evidence that the endometrial microbiota has an effect on implantation success or failure／American Journal of Obstetrics & Gynecology,2016. 215, 6,(684 – 703)

61 Aagaard, K., Ma, J., Antony, K. M., Ganu, R., Petrosino, J., & Versalovic, J.／"The placenta harbors a unique microbiome."／Science Translational Medicine, 2014,6(237)

62 Funkhouser, L. J., & Bordenstein, S. R.／Mom knows best: the universality of maternal microbial transmission／PLoS Biology, 2013, 11(8)

63 Collado, M. C., Rautava, S., Aakko, J., Isolauri, E., & Salminen, S.／Human gut colonisation may be initiated in utero by distinct microbial communities in the placenta and amniotic fluid／Scientific Reports, 2016, 6, 23129.

64 DiGiulio, D. B., Callahan, B. J., McMurdie, P. J., Costello, E. K., Lyell, D. J., Robaczewska, A., ... & Relman, D. A.／"Temporal and spatial variation of the human microbiota during pregnancy."／Proceedings of the National Academy of Sciences, 2015, 112(11060-11065)

65 Bacterial balance keeps us healthy: Microbial genes in gut outnumber genes in human body／European Molecular Biology Laboratory (EMBL)／March 4, 2010

66 Xiuying Zhang,Dongqian Shen,Zhiwei Fang,Zhuye Jie,Xinmin Qiu,Chunfang Zhang,Yingli Chen,Linong Ji／Human Gut Microbiota Changes Reveal the Progression of Glucose Intolerance／Cell Metabolism,2015, 22(632-642)

67 Jacoline Gerritsen, Hauke Smidt, Ger T. Rijkers & Willem M.／Intestinal microbiota in human health and disease: the impact of probiotics／Genes & Nutrition, 2011,6(209-240)

68 Pedro De Oliva-Neto, Sidmeire Santos Oliveira, Estevão Zilioli and Márcia Zilioli Bellini／Yeasts as Potential Source for Prebiotic β-Glucan: Role in Human Nutrition and Health／Springer 2016

69 Fred W. Turek, Abigail L. Johnson, and Elaine M. Hampson／Effects of Spaceflight on the Human Gastrointestinal Tract Microbiome／Cell Host & Microbe,2023 103 (761–769)

70 Peng Jiang, Stefan J. Green, George E. Chlipala, Fred W. Turek & Martha Hotz Vitaterna／Reproducible changes in the gut microbiome suggest a shift in microbial and host metabolism during spaceflight／Microbiome ,2019, 7, Article number: 113

飯沼一茂 (いいぬま・かずしげ)

医学博士。純真学園大学客員教授。日本機能性免疫力研究所代表。

1948年生まれ。1971年立教大学卒業後、ダイナボットRI研究所（現:アボットジャパン）入社。1987年大阪大学医学部老年病医学講座にて医学博士取得。1995年、米国アボットラボラトリーズ・リサーチフェロー。2008年よりアボットジャパン上級顧問。2010年より国立国際医療研究センター・肝炎免疫研究センター客員研究員。2012年から純真学園大学客員教授。

ホルモン、腫瘍マーカー、感染症マーカーの測定法の開発に多く携わる。特に、C型肝炎マーカーの開発によりC型肝炎の輸血による感染を撲滅し、世界的な評価を得た。そのほか、HIVマーカーの測定法開発やエイズ撲滅のボランティア活動を積極的に行っている。

著書に『それでは実際、なにをやれば免疫力があがるの？―一生健康で病気にならない簡単習慣―』『免疫アップの最強セットリスト―自分で選ぶ健康寿命の延ばし方―』（ともにワニブックス）がある。

倍速老化

2024年 9月30日　初版発行
2024年10月10日　第2刷発行

著　者　飯沼一茂
発行人　黒川精一
発行所　株式会社サンマーク出版
〒169-0074
東京都新宿区北新宿2-21-1
電話 03-5348-7800
印　刷　株式会社暁印刷
製　本　株式会社若林製本工場

ISBN978-4-7631-4131-6　C0030

ホームページ　https://www.sunmark.co.jp